essentials

essentials liefern aktuelles Wissen in konzentrierter Form. Die Essenz dessen, worauf es als „State-of-the-Art" in der gegenwärtigen Fachdiskussion oder in der Praxis ankommt. *essentials* informieren schnell, unkompliziert und verständlich

- als Einführung in ein aktuelles Thema aus Ihrem Fachgebiet
- als Einstieg in ein für Sie noch unbekanntes Themenfeld
- als Einblick, um zum Thema mitreden zu können

Die Bücher in elektronischer und gedruckter Form bringen das Expertenwissen von Springer-Fachautoren kompakt zur Darstellung. Sie sind besonders für die Nutzung als eBook auf Tablet-PCs, eBook-Readern und Smartphones geeignet. *essentials*: Wissensbausteine aus den Wirtschafts-, Sozial- und Geisteswissenschaften, aus Technik und Naturwissenschaften sowie aus Medizin, Psychologie und Gesundheitsberufen. Von renommierten Autoren aller Springer-Verlagsmarken.

Weitere Bände in der Reihe http://www.springer.com/series/13088

Wolfgang Kühl · Erich Schäfer

Coaching und Co.

Ein Kompass für berufsbezogene Beratung

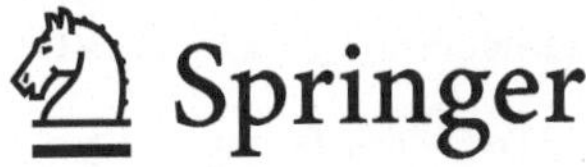

Springer

Wolfgang Kühl
Ernst-Abbe-Hochschule Jena
Jena, Deutschland

Erich Schäfer
Ernst-Abbe-Hochschule Jena
Jena, Deutschland

ISSN 2197-6708   ISSN 2197-6716   (electronic)
essentials
ISBN 978-3-658-25848-1   ISBN 978-3-658-25849-8   (eBook)
https://doi.org/10.1007/978-3-658-25849-8

Die Deutsche Nationalbibliothek verzeichnet diese Publikation in der Deutschen Nationalbibliografie; detaillierte bibliografische Daten sind im Internet über http://dnb.d-nb.de abrufbar.

© Springer Fachmedien Wiesbaden GmbH, ein Teil von Springer Nature 2019
Das Werk einschließlich aller seiner Teile ist urheberrechtlich geschützt. Jede Verwertung, die nicht ausdrücklich vom Urheberrechtsgesetz zugelassen ist, bedarf der vorherigen Zustimmung des Verlags. Das gilt insbesondere für Vervielfältigungen, Bearbeitungen, Übersetzungen, Mikroverfilmungen und die Einspeicherung und Verarbeitung in elektronischen Systemen.
Die Wiedergabe von allgemein beschreibenden Bezeichnungen, Marken, Unternehmensnamen etc. in diesem Werk bedeutet nicht, dass diese frei durch jedermann benutzt werden dürfen. Die Berechtigung zur Benutzung unterliegt, auch ohne gesonderten Hinweis hierzu, den Regeln des Markenrechts. Die Rechte des jeweiligen Zeicheninhabers sind zu beachten.
Der Verlag, die Autoren und die Herausgeber gehen davon aus, dass die Angaben und Informationen in diesem Werk zum Zeitpunkt der Veröffentlichung vollständig und korrekt sind. Weder der Verlag, noch die Autoren oder die Herausgeber übernehmen, ausdrücklich oder implizit, Gewähr für den Inhalt des Werkes, etwaige Fehler oder Äußerungen. Der Verlag bleibt im Hinblick auf geografische Zuordnungen und Gebietsbezeichnungen in veröffentlichten Karten und Institutionsadressen neutral.

Springer ist ein Imprint der eingetragenen Gesellschaft Springer Fachmedien Wiesbaden GmbH und ist ein Teil von Springer Nature
Die Anschrift der Gesellschaft ist: Abraham-Lincoln-Str. 46, 65189 Wiesbaden, Germany

Was Sie in diesem *essential* finden können

- Einen Überblick über die folgenden Beratungsformate:
  - Coaching für die Führungskraft,
  - Coaching durch die Führungskraft,
  - Supervision,
  - Intervision,
  - Mediation und
  - Mentoring.
- Orientierungshilfen bei der Auswahl geeigneter individueller und teambezogener Beratungsformen
- Hinweise zur Entwicklung einer innovativen Reflexionskultur in Organisationen

Inhaltsverzeichnis

Einleitung 1

Das Phänomen, dass unterschiedlichste Beratungsformate zunehmend in der Arbeitswelt, in Unternehmen, Organisationen und Verbänden nachgefragt werden, hat vielfältige Hintergründe. Dies hat unter anderem mit veränderten betrieblichen, organisationalen und gesellschaftlichen Kontextbedingungen zu tun. Dazu gehören umfassende technologische Innovationen, demografische Entwicklungen, Fachkräftemangel sowie weitere Herausforderungen durch Individualisierung, Mobilität und Globalisierung. Diese Entwicklungen machen angesichts einer Komplexitätszunahme bei gleichzeitig steigender Beschleunigung zunehmend flexible und partizipative Kommunikations- und Entscheidungsprozesse notwendig, die eine reflexive Gestaltung der Führungsverantwortung mit sich bringen. Innovative, dialogisch orientierte Führungskonzepte erfordern vermehrte Selbststeuerungs-, Kooperations- und Reflexionskompetenzen von den Fachkräften. Zudem geht die in zahlreichen Arbeitsfeldern voranschreitende Professionalisierung mit Reflexion einher, etwa um die kommunikative Gestaltung der (multi- und interdisziplinären) Teams und der Kundenkontakte zu verbessern. Hinsichtlich der auf sämtlichen Organisationsebenen notwendigen *reflexiven Schleifen* kommt Beratungsformaten wie Coaching, Mentoring, kollegialer Beratung etc. eine wachsende Bedeutung zu. Die Personalentwicklung reagiert darauf, indem verstärkt auf diese Beratungsformate zurückgegriffen wird.

Beratung ist Teil eines individuellen wie institutionellen Lernprozesses. Heute hat sich die Erkenntnis durchgesetzt, dass es darauf ankommt, Lernen und Arbeiten enger miteinander zu verknüpfen. Für den Wissens- und Kompetenzerwerb gilt das 70:20:10 Modell; dieses basiert auf den Ergebnissen der Untersuchungen von Lombardo und Eichinger (1996). Demzufolge findet Lernen zu 70 % durch Workplace Learning im Prozess der Arbeit, zu 20 % durch soziales Lernen in Form von Coaching, Mentoring, kollegialer Beratung, Communities

© Springer Fachmedien Wiesbaden GmbH, ein Teil von Springer Nature 2019   1
W. Kühl und E. Schäfer, *Coaching und Co.*, essentials,
https://doi.org/10.1007/978-3-658-25849-8_1

of Practice, sowie zu 10 % durch traditionelle Seminare, Trainings, E-Learning, Lesen von Texten etc. statt. In der modernen Arbeitswelt wird die Fähigkeit, auf Beratungsformate zurückzugreifen somit zu einer Lernkompetenz. Wir haben es hier mit Kompetenzentwicklung auf der Coachingstufe zu tun (Sauter 2017). Das *Lernen durch Beratungsformate* greift dabei auf die Lernerfahrungen im Arbeitskontext zurück. Die Führungskräfte nehmen dabei die Rolle von Entwicklungspartner*innen ein, die dazu beitragen, die Selbstorganisationsfähigkeiten der Mitarbeitenden zu befördern. Unterstützt werden sie dabei ggf. durch Trainer*innen, die zu Lernbegleiter*innen für die parallel stattfindenden Weiterbildungen werden. Die im Folgenden beschriebenen Beratungsformate sind heute wesentliche Bestandteile moderner betrieblicher Lernarrangements (Erpenbeck und Sauter 2016) und einer neuen Lehr-Lern-Kultur als elementarer Teil innovativer Organisationskulturen.

Angesichts der Vielzahl an Beratungsformaten und -offerten ist es nicht immer einfach sich zu orientieren; auch lassen sich die Beratungsformate zum Teil nicht scharf voneinander abgrenzen. Deshalb soll dieser Beratungskompass eine erste *Hilfestellung für Fach- und Führungskräfte* sein, sich durch die teilweise unübersichtliche Vielfalt der expandierenden Beratungsangebote einen Weg zu bahnen. Die überblickshafte Darstellung soll – ohne den Anspruch auf Vollständigkeit – eine Orientierung ermöglichen, welches der Beratungsformate sich für bestimmte Fragestellungen eignet und was bei deren Wahl beachtet werden sollte.

Im Titel dieser Veröffentlichung heben wir das Beratungsformat Coaching aufgrund seiner zunehmenden Bedeutung besonders hervor, was sich auch inhaltlich in der Darstellung gleich zweier Varianten des Coachings widerspiegelt. Allerdings wollen wir mit dem Titel ebenso der in zahlreichen Veröffentlichungen wahrnehmbaren Tendenz entgegenwirken, Coaching inflationär für das gesamte Beratungsspektrum zu setzen. Wir stellen vielmehr die benachbarten Beratungsformate wie die Supervision, Mediation, Intervision und das Mentoring ebenfalls vor, da diese sich entsprechend der jeweiligen Beratungsbedarfe ausdifferenziert und bewährt haben. Damit wollen wir dazu beitragen, den nach Beratung Fragenden die bedarfsgerechten Wahlmöglichkeiten zu erleichtern.

Beratung in einer unübersichtlichen Arbeitswelt 2

Mit der Anzahl an Handlungsoptionen, die Menschen zur Verfügung stehen, wächst auch die Notwendigkeit, sich für eine von diesen zu entscheiden. In dem Maße wie die Lebens- und Berufsverläufe der Menschen zunehmend komplexer werden, steigt der Bedarf an professioneller Beratung. Auf der einen Seite steht den Menschen heute ein nahezu unerschöpfliches Maß an Verfügungswissen bereit, zu dem man sich potenziell Zugang verschaffen kann. Auf der anderen Seite wächst das Bedürfnis nach Orientierungswissen, das dem verfügbaren Wissen begründete Orientierungen verschafft. „*Verfügungswissen* ist ein *positives* Wissen, ein Wissen um Ursachen, Wirkungen und Mittel, *Orientierungswissen* ist ein *regulatives* Wissen, ein Wissen um Ziele und Maximen. Verfügungswissen konstituiert in wesentlichen Aspekten die moderne Welt, nämlich in Form von rationalen, technischen Kulturen; Orientierungswissen ist das, von dem man sagt, dass es in dieser Welt zunehmend fehlt" (Mittelstaß 1989, S. 19, Hervorhebung im Original). Orientierungswissen ist reflektives Wissen, das es erlaubt, Orientierung über Sachverhalte zu gewinnen, um diese beurteilen und Entscheidungen treffen zu können. Im Mittelpunkt von Beratung, wie wir sie hier verstehen, steht das Orientierungswissen. Wie sieht nun der Zusammenhang zwischen Beratungsbedarf, Beratungsbereitschaft, Entstehung und Entwicklung sowie Inanspruchnahme von Beratungsangeboten aus?

Der *Bedarf und das Bedürfnis* nach mehr Orientierungswissen finden sich auf individueller, organisationsbezogener und gesellschaftlicher Ebene. Auf *individueller* Ebene sucht ein zunehmend aus traditionellen Bindungen entlassenes Individuum Orientierung, das sich in der Risikogesellschaft (Beck 1986) angesichts zunehmender Beschleunigungstendenzen (Rosa 2013) aufgefordert sieht, sich ständig neu zu erfinden und sich dieser ‚Häutungen' zu vergewissern, da traditionelle Referenzrahmen wie kulturelle oder religiöse an Bedeutung verlieren.

© Springer Fachmedien Wiesbaden GmbH, ein Teil von Springer Nature 2019
W. Kühl und E. Schäfer, *Coaching und Co.*, essentials,
https://doi.org/10.1007/978-3-658-25849-8_2

Die „flüchtige Moderne" (Bauman 2003) hat zur Auflösung der Sicherheiten des Einzelnen bezüglich aller Lebensbereiche beigetragen.

Die Menschen sind mit den Herausforderungen der VUKA-Welt konfrontiert (Ehmer et al. 2016, S. 26 f.). Angesichts einer durch *Volatilität, Unsicherheit, Komplexität und Ambiguität* gekennzeichneten Arbeitswelt, stellt sich die Frage, ob Arbeitsorganisationen noch mit traditionellen Vorstellungen von Leitung geführt werden können. Die Technisierung, Digitalisierung und Globalisierung fordern den „flexiblen Menschen" Sennett (2000); dieser ist mit verschiedenen Paradigmenwechseln und entsprechenden Anforderungen konfrontiert. Innovationen, schnelle Produktzyklen und sich rasch wandelnde Kontextbedingungen erfordern alternierende Phasen von Arbeiten und Lernen bzw. die Integration von Lernen in die Arbeitsphasen. Diesen Entwicklungen werden tradierte Führungsprinzipien und Organisationsstrukturen nicht gerecht, da sie auf die Herausforderungen nicht mehr die adäquaten Lösungen liefern (von Ameln 2018, Moser 2017). An die Stelle von hierarchischen Strukturen treten zunehmend kollaborative Netzwerke (Kruse und Greve 2014).

Insofern bedarf es zunehmend der *Bereitschaft,* sich einzulassen auf die skizzierten individuellen, organisatorischen und gesellschaftlichen Veränderungen. Dabei geht es darum, sich selbst zu transformieren und um Teilhabe sowie Mitgestaltung. Dies erfordert zunehmend *begleitende und begleitete Reflexionsprozesse.* Die diversen Beratungsformate, die in dieser Publikation behandelt werden, schaffen hierfür einen geeigneten Rahmen.

Die Beratungsbedarfe können nur dann aufgegriffen werden, wenn auch die Bereitschaft besteht, Beratung tatsächlich in Anspruch zu nehmen. Auf individueller Ebene tragen verschiedene Phänomene dazu bei, dass sich diese Bereitschaft zunehmend entwickelt hat. Die Sensibilität für die eigene Innenwelterkundung ist in den letzten Jahren stetig gestiegen. Indizien dafür sind die Verlagerung der Aufmerksamkeit im Gesundheitssystem von den physischen auf die psychischen Komponenten. Auch wenn die Zahl der an psychischen Störungen leidenden Menschen in der Gesellschaft nach einer Studie des Robert-Koch-Instituts nicht angewachsen ist (Jacobi et al. 2014), so werden diese im Vergleich zu früheren Zeiten besser und auch häufiger richtig erkannt. Damit ist auch zu erklären, dass die Fehlzeiten in der Arbeitswelt aufgrund psychischer Störungen sich in der vergangenen Dekade mehr als verdoppelt haben (Knieps und Pfaff 2018; Badura et al. 2015). Als Reaktion und Gegenstrategie lässt sich eine verstärkte Fokussierung auf individuelle sowie organisationsbezogene Achtsamkeitspraktiken (Kabat-Zinn 2013) beobachten. Außerdem wird das Augenmerk zunehmend auf die Frage gerichtet, wie sich eine dialogische Haltung sowie Beziehungs- und Organisationsstrukturen als Ressource für individuelle und organisationale Resilienz entfalten können (Höher 2018). Welche Bedeutung Betriebsklima und

Führungsverhalten als wichtige Parameter für psychische Gesundheit spielen, ist wissenschaftlich noch gar nicht hinreichend ausgeleuchtet.

Ihre Entsprechung findet diese Entwicklung auf *organisatorischer* Ebene, indem Themen der Selbstorganisation von Teams und ganzen Unternehmen wichtiger werden. An die Stelle einer von externer Expertise abhängigen Organisationsentwicklung tritt zunehmend der Anspruch, eine lernende Organisation (Senge 2011) sein zu wollen, die ihre Geschicke autonom bestimmt. Führungskräfte können die Aufgabe des Wandels heute nicht mehr an vermeintliche Experten für den Change delegieren, sondern werden selbst in einem co-kreativen Akt mit ihren Mitarbeitenden zu Gestalter*innen ihrer organisationalen Zukunft (Doppler 2017). Das klassische Change-Management ist an seine Grenzen gelangt (Gergs 2016).

Auf *gesellschaftlicher* Ebene stellt sich die Bereitschaft zur Beratung ambivalent dar: Einerseits wird versucht, etwa die Prozesse der Digitalisierung auf unterschiedlichen Ebenen zu befördern und andererseits die Voraussetzungen dafür zu schaffen, damit Diversität ihr Potenzial entfalten kann. Die heftigen Kontroversen, die auf den politischen Bühnen in diesem Kontext geführt werden, lassen sich positiv als Bereitschaft interpretieren, sich den drängenden Fragen zu stellen; die Diskurse der unterschiedlichen gesellschaftlichen Akteure können als ein Element eines umfassenden Reflexionsprozesses interpretiert werden.

Beratung wird zu einem unverzichtbaren Teil im Prozess des Lebenslangen Lernens (Schäfer 2017). Die Fähigkeit, sich beraten zu lassen, wird selbst zu einer *Lernkompetenz.* In der Empfehlung des Europäischen Parlaments und des Rates vom 18. Dezember 2006 zu Schlüsselkompetenzen für lebensbegleitendes Lernen heißt es: „Lernkompetenz bedeutet, neue Kenntnisse und Fähigkeiten zu erwerben, zu verarbeiten und aufzunehmen sowie Beratung zu suchen und in Anspruch zu nehmen" (Europäische Kommission 2007). War es früher eher Ausdruck und Eingeständnis eigenen Unvermögens, etwa Bildungsberatung in Anspruch zu nehmen, so hat sich dies heute radikal gewandelt. Bildungsberatung aufzusuchen, ist zu einem Kennzeichen aktiven und selbstbestimmten Lernens geworden. Diese Veränderungen haben mit dazu beigetragen, „dass sich die Forschung zu Beratung in Bildung, Beruf und Beschäftigung hauptsächlich in der letzten Dekade deutlich intensiviert hat" (Käpplinger und Maier-Gutheil 2015, S. 14).

Der steigende Bedarf an Beratung steht außerdem in Zusammenhang mit Prozessen der *Professionsbildung und Professionalisierung,* in die eine zunehmende Zahl von Berufstätigen involviert ist, deren Arbeit durch intensive Kommunikationsbezüge mit ihren Kund*innen bzw. Geschäftspartner*innen und/ oder durch (multi- bzw. interdisziplinäre) Teamkooperationen bzw. Rollenambiguität und -konflikte gekennzeichnet ist. Die diesbezüglichen Erfordernisse lassen sich in der Formel ‚Professionalität braucht Reflexion' pointiert zusammenfassen. Die

Anforderungen an die systematische Selbstreflexion beruflichen Handelns werden deshalb noch weiter steigen (Dick et al. 2016).

Das *Beratungsangebot* hat sich vor dem Hintergrund individueller, organisationaler und gesellschaftlicher Veränderungs- und Lernprozesse hinsichtlich seiner theoretischen Fundierungen, verbandlichen Organisation und offerierten Formate sehr stark ausdifferenziert; es ist geradezu ein Beratungsmarkt entstanden (Fellermann 2011). Allein die Anzahl an veröffentlichter Beratungsliteratur ist kaum noch zu überschauen. Beratung erstreckt sich auf eine Vielzahl von Tätigkeiten, die Individuen, Teams und Organisationen dazu befähigen sollen, sich Aufschluss über ihre Fähigkeiten, Kompetenzen, Interessen und Entwicklungsoptionen zu verschaffen, um anschließend die Förderung ihrer Potenziale selbst in die Hand zu nehmen. Das Ziel dieser Bemühungen ist es dabei stets, auf der Basis der Selbstbestimmungstheorie der Motivation (Deci und Ryan 1993), den Bedürfnissen nach Kompetenz und Wirksamkeit, sozialer Eingebundenheit sowie Autonomie und Selbstbestimmung im Beratungsprozess gerecht zu werden.

In Anlehnung an die Feldstrukturen der Aufmerksamkeit (Scharmer 2009) lassen sich unterschiedliche Beratungsformate danach unterscheiden, auf welcher Ebene der Interventionen sie ansetzen: Eine erste Ebene ist die der Rezepte im Sinne einer Sozialtechnologe; in diesem Fall geht es um die Reparatur. Auf einer zweiten Ebene steht das Verhaltenstraining im Vordergrund. Die dritte Ebene legt den Schwerpunkt auf die Reflexion und auf der vierten Ebene geht es schließlich um die Selbsttransformation. Zum Teil finden sich alle Dimensionen im Rahmen eines Beratungsformates. So kann der Berater Klärungshelfer, Experte beim Verstehen und Trainer beim Üben sein (Benien 2018) sein. Wir konzentrieren uns im Folgenden auf individuums- und gruppenbezogene Beratungsformate, die ihren Schwerpunkt auf der dritten und vierten Ebene nach Scharmer (2009) haben. Dabei verstehen wir die vorzustellenden Beratungsformate nicht als Lösungen anbietende Expertenberatung, wie sie global agierende Beratungsunternehmen (bspw. McKinsey) offerieren, sondern als Formen helfender Begleitung in Veränderungsprozessen, die im Sinne der „Nichtwissenden Beratung" (Arnold 2019) als gemeinsame Suchbewegung auf die Kraft der Selbstreflexion und -transformation setzen.

Beratungsformate 3

Die Auswahl der beschriebenen Beratungsformate konzentriert sich auf solche im Einzel- bzw. Gruppensetting. Diese werden hinsichtlich ihrer Begriffsbestimmung, der historischen Entwicklung, der konzeptionellen Grundlagen und zentralen Merkmale sowie ihrer Wirkungen und Perspektiven skizziert.

3.1 Coaching für die Führungskraft

Begriffsbestimmung Das Wort „Coach" bedeutet ursprünglich „Kutsche". In einer Kutsche macht man sich auf den Weg, um ein bestimmtes Ziel zu erreichen. Der Kutscher teilt mit seinem Fahrgast eine Wegstrecke und seine Zeit. Seine Aufgabe besteht darin, Personen sicher und schnell an ihren Bestimmungsort zu bringen. Ähnlich ist es bei einem Coach, dessen Aufgabe es ist, den Coachee darin zu unterstützen, sicher und schnell sein Ziel zu erreichen. Gallwey (2012) nutzt als Tenniscoach die Metapher des *Inneren Spiels,* um deutlich zu machen, wie wir das Innere Spiel meistern können, um dadurch unsere Ressourcen optimal nutzen zu können. Für ihn laufen bei nahezu jeder menschlichen Tätigkeit äußere und innere Spiele ab. Das Innere Spiel spielt man gegen innere psychische und emotionale Hindernisse, die es zu überwinden gilt. Die Aufgabe des Coaches besteht darin, Hilfestellung zu leisten, um die der Leistung im Weg stehenden Hindernisse abzubauen oder zu verringern. Coaching ist demzufolge eine professionelle Beratungsform, die am Potenzial des Coachees ansetzt und mithilfe verschiedener Methoden zur Aktivierung von Ressourcen beiträgt. Auf diese Weise soll der Coachee eigene Lösungen für seine Problem- und Fragestellungen finden. Der Coach ist dabei für den Prozess und der Coachee für die Inhalte verantwortlich. Der Deutsche Bundesverband Coaching (2004) definiert Coaching als „die

© Springer Fachmedien Wiesbaden GmbH, ein Teil von Springer Nature 2019   7
W. Kühl und E. Schäfer, *Coaching und Co.,* essentials,
https://doi.org/10.1007/978-3-658-25849-8_3

professionelle Beratung, Begleitung und Unterstützung von Personen mit Führungs-/Steuerungsfunktion und von Experten in Unternehmen/Organisationen". Aufgrund ihrer Kompetenzprofile sehen wir Coaching primär als Beratung von Führungskräften und Supervision als Beratung von Fachkräften.

In der Regel bezieht sich das Coaching auf eine zeitlich begrenzte Begleitung und Unterstützung von Einzelpersonen; neben diesem *Einzelcoaching* gibt es aber auch die Formen des *Gruppen-, Team- oder Projektcoachings*. Coachings können auch Teil eines umfassenden Beratungsangebotes sein, das auf unterschiedliche Formate zurückgreift bzw. eingebunden ist in komplexe Organisationsentwicklungsprozesse. Das Coaching muss nicht immer face-to-face sein, es kann auch per Telefon oder Video, in Form eines Online-Coachings, E-Coachings bzw. virtuellen Coachings stattfinden (Geißler et al. 2014).

Unabhängig von den angeführten Formaten werden hinsichtlich der Stellung des Coaches drei Arten des Coachings unterschieden: erstens das *externe* Coaching in einer Organisation bzw. einem Unternehmen, das durch einen externen Coach durchgeführt wird, zweitens das *interne* Coaching, das in größeren Institutionen von professionellen Coaches in einer Stabsfunktion offeriert wird und drittens das *Coaching durch die Führungskraft,* einem unmittelbaren Vorgesetzten des gecoachten Mitarbeitenden.

Historische Entwicklung Aus dem Sport und der amerikanischen Wirtschaft kommend hält Coaching in der deutschen Wirtschaft insbesondere Anfang der 1980er Jahre Einzug (Rauen 1999; Böning 1994). Auf eine Verbesserung der fachlichen Kompetenz, der Motivation und der Leistung der Mitarbeitenden ausgerichtet, setzt sich Coaching auch in Deutschland durch.

Mitte der 1980er Jahre kommt es in Deutschland vor dem Hintergrund steigender Reflexionsbedarfe im Zuge einer allgemeinen Psychologisierung der Gesellschaft zu einer Ausformung des Coachings als professionelle Begleitung und Beratung von Führungskräften. Es findet eine Erweiterung der Coachingkonzepte unter den Aspekten von Entwicklung, Motivation und Management statt. Gleichzeitig stellen Psychotherapeuten ihre entsprechend adaptierten Methoden zunehmend der Wirtschaft zur Verfügung. Das Coaching entwickelt sich zu einer Beratungsdienstleistung durch einen organisationsexternen Coach vornehmlich für Manager in Spitzenpositionen.

In den 1990er Jahren wird aus dem Coaching im deutschsprachigen Raum „ein ‚Modeartikel'. Jede Art von Instruktion, Training, Gespräch, Unterricht, Anleitung usw. wird als Coaching bezeichnet" (Rauen 1999, S. 24) und wird zunehmend auch für Führungskräfte auf mittlerer und unterer Ebene angeboten. Eine gewisse Unübersichtlichkeit entsteht dadurch, dass Coach bis heute keine geschützte Berufsbezeichnung mit einheitlichen Standards ist und Coaches in einer Vielzahl von unterschiedlichen Berufsverbänden organisiert sind. Diese tragen maßgeblich dazu bei, dass es in Deutschland zu einer Profilierung des Coachingangebotes durch professionelle Berater kommt.

In den letzten Jahren entwickelt sich der Coachingmarkt sehr dynamisch, wie die seit 2009 regelmäßig durchgeführten Marburger Coaching-Studien (Deutscher Bundesverband Coaching und Philipps Universität Marburg 2017) und die Ergebnisse der Coaching-Umfrage Deutschland, die als Langzeitstudie seit 2002 vom Büro für Coaching und Organisationsberatung (BCO Köln) mit wechselnden Partnern aus der Coaching-Community herausgegeben wird (Middendorf und Salamon 2017), zeigen. Gegenwärtig ist die Situation durch einen *Differenzierungswettbewerb* gekennzeichnet (Gross und Stephan 2015). Coaches arbeiten inzwischen in allen Branchen und auf allen Unternehmensebenen und Coaching hat sich als erfolgreiches Beratungsformat für die individuelle Selbstreflexion und Handlungssteuerung etabliert. Dabei nehmen die Organisationsbezüge im Coaching deutlich zu, wie in einem diesbezüglichen Positionspapier des Deutschen Bundesverbandes Coaching (2017) betont wird.

Konzeptionelle Grundlagen und zentrale Merkmale Coaching ist für Greif (2008, S. 13) ein Thema, „bei dem die Praxis der wissenschaftlichen Theoriebildung weit vorausgeeilt ist". Die wissenschaftliche Befassung mit dem Coaching ist primär darauf gerichtet, das externe Coaching zunächst theoretisch-konzeptionell und später auch durch empirische Studien zu fundieren.

Die theoretischen Zugänge zum Coaching können in Abhängigkeit von der Ausrichtung des Coaches sehr unterschiedlich sein. Neben psychoanalytischen, lassen sich hypnotherapeutische, verhaltenstherapeutische, gestalttherapeutische, körpertherapeutische, systemische und lösungsorientierte Ansätze unterscheiden. Häufig finden sich auch Kombinationen verschiedener Modelle. Allen gemeinsam ist, dass Coaching in erster Linie eine Beziehungsarbeit ist, die durch die Art der Kommunikation bestimmt wird.

Die mit dem Coaching verfolgten Ziele können defizitorientiert, präventionsorientiert, leistungsorientiert oder potenzialentwicklungsorientiert sein (Backhausen und Thommen 2006). In der Realität können diese idealtypisch unterschiedenen Arten von Zielen natürlich fließend ineinander übergehen.

Günstig für ein Coaching ist, dass es freiwillig gesucht und nicht verordnet wird. Seine Inhalte sind vertraulich zu behandeln; was ggf. unter welchen Bedingungen weitergeben werden darf, gilt es im Einverständnis aller Beteiligten vorab zu klären. Grundvoraussetzung für jegliche Coachingaktivität ist der Aufbau einer *wertschätzenden, achtungsvollen symmetrischen Beziehung* zwischen Coach und Coachee.

Der Coach sollte über eine fundierte Coachingausbildung verfügen. Was darunter konkret zu verstehen ist, dafür gibt der Roundtable der Coachingverbände (RTC) Hinweise. Der RTC unterstützt die Aktivitäten zur Professionalisierung und legt Wert darauf, diese Aktivitäten zu verknüpfen. Im RTC sind derzeit neben ständigen Gästen und der wissenschaftlichen Begleitung 17 Coachingverbände organisiert (https://www.roundtable-coaching.eu/der-roundtable-der-coachingverbaende/).

Welche Methoden im Coaching eingesetzt werden, ist jeweils situationsspezifisch zu entscheiden. Wichtig ist dabei, dass die Methoden reflektiert und rückgebunden an die theoretischen Ansätze angewandt werden. Es existiert eine nahezu unüberschaubare Fülle an Coachingtools. Wichtiger als die Methodenfülle ist allerdings die *Haltung,* mit der diese eingesetzt werden. Ausgehend von ethischen Grundpositionen systemischer Therapie (von Schlippe und Schweitzer 2007) hat Mechthild Erpenbeck (2017, S. 118 ff.) ethische Leitlinien als Wurzeln einer systemischen Haltung im Coaching entwickelt. Darin finden sich u. a. neben einem verantwortungsethischen Prinzip der Hinweis, sich als Coach bewusst und gestaltend mit seinen internalen Prozessen zu beschäftigen sowie die Forderung, den Coachees mit liebevoller Achtung vor ihrem Eigen-Sinn zu begegnen. Die formulierten Ansprüche stellen hohe Anforderungen, die zu erfüllen, eine stete Herausforderung bleiben. Damit werden Maßstäbe für professionelles Coaching definiert.

Für das Coaching lässt sich auf zahlreiche Modelle zur *Strukturierung des Beratungsprozesses* zurückgreifen. Ein sehr verbreitetes Modell ist das GROW-Modell von John Whitmore (1992):

- Goal (Orientierungsphase): Klärung des Ziels,
- Reality (Klärungsphase): Klärung der Situation,
- Options (Lösungsphase): Sammlung/Bewertung von Lösungsmöglichkeiten und
- Will (Abschlussphase): Festlegung des Handlungsplanes.

Bevor es zu einem Coaching kommt, gilt es hierüber einen Vertrag abzuschließen. Im Falle eines externen berufsbezogenen Coachings ist zu klären, wie eine Dreiecksvereinbarung zwischen dem Mitarbeitenden als Coachee, der finanzierenden und in die Zielbestimmung einbezogenen Organisation und dem externen Coach zustande kommt.

Wirkungen Auch wenn der quantitative Nutzen eines Coachings in betriebswirtschaftlichen Kennziffern nur schwer zu messen ist, so lassen sich doch Aussagen über seinen qualitativen Nutzen machen. Die Wirksamkeit von Coaching lässt sich, dort wo Kontrolluntersuchungen durchgeführt werden, in der überwiegenden

Zahl der Fälle nachweisen (Greif 2011). Coaching erzielt Wirkungen, unabhängig von der Untersuchungsperspektive und der Methodik, wie Künzli (2005, 2009) in der vergleichenden Darstellung von 30 empirischen Forschungsarbeiten konstatiert. Die Wirkungen reichen von der Entwicklung bestimmter Kompetenzen, der Verbesserung von Beziehungen, der Bewältigung herausfordernder Situationen über den Abbau von Stress bis hin zur Lebens- und Karriereplanung. Wertschätzung und emotionale Unterstützung durch den Coach, Problem- und Selbstreflexion, Zielklärung, Ressourcenaktivierung und Umsetzungsunterstützung sind wichtige Faktoren, damit es zu Wirkungen kommen kann. Greif, Schmidt und Thamm (2012, S. 387) merken an, dass der Einfluss von Wirkfaktoren auf den Verlauf und das Ergebnis des Coachingprozesses nicht überbewertet werden darf, da die Ergebnisse des Coachings durch das Zusammenwirken von Klient*innen und Coach co-kreiert werden.

Perspektiven Je stärker der Coachingmarkt wächst, desto wichtiger ist es, Transparenz und Qualität sicherzustellen. Hierum bemühen sich zum einen die Coachingverbände mit ihren Richtlinien, Qualitätskriterien und ethischen Standards. Zum anderen wendet sich die Stiftung Warentest in den letzten Jahren verstärkt dem Thema zu; in ihrem Weiterbildungsguide findet sich die Rubrik „Beratung und Coaching" mit Hinweisen u. a. zum Prozessablauf, Datenbänken, Kosten und Tests (https://weiterbildungsguide.test.de/infothek/beratung/coaching).

Auch die Wissenschaft beschäftigt sich zunehmend mit der Frage, wie die Qualität durchgeführter Coachings professionell bewertet werden kann (Geißler und Wegener 2015), um daraus Konsequenzen für die Qualitätsentwicklung des Coachings abzuleiten. Wir sehen es als zentrale Herausforderung für die konzeptionelle Entwicklung des Coachings an, dass es auch zukünftig gelingt, jenseits aller Selbstoptimierungsstrategien die Selbstreflexions- und -steuerungskompetenzen der Coachees vor dem Hintergrund des jeweiligen organisationalen Kontextes zu fördern.

Einführungsliteratur Rauen, C. (2014). Coaching. 3., überarbeitete und erweiterte Auflage. Göttingen: Hogrefe.

3.2 Coaching durch die Führungskraft

Begriffsbestimmung Unter einem Coaching durch die Führungskraft, auch als *Managerial Coaching* bezeichnet, verstehen wir ein eigenständiges Beratungsformat, in dem die Führungskraft eines Mitarbeitenden die Rolle des Coaches einnimmt (Kühl et al. 2019).[1] Coaching durch die Führungskraft ist demzufolge nicht als Führungsstil, Führungsinstrument oder allgemein als Dimension von Führung zu verstehen. Beim Coaching durch die Führungskraft geht es um die Gestaltung eines auf Transformation ausgerichteten Prozesses durch alle daran Beteiligten. Dabei gilt es die Bedürfnisse, Interessen und Ziele sowohl der Organisation als auch der Mitarbeitenden im Interesse einer optimalen Passung zu berücksichtigen. Die besondere Herausforderung besteht für die coachende Führungskraft darin, sich nicht auf eine Position der Neutralität und Unabhängigkeit bzw. der Allverantwortlichkeit zurückziehen zu können. Ihre Rolle changiert zwischen Unterstützung und Förderung auf der einen, und sozialer Kontrolle auf der anderen Seite; die Führungskraft als Coach hat ein dreifaches Mandat, das des Coachees, der Organisation und der Profession.

Historische Entwicklung Das in den USA praktizierte Coaching von Mitarbeitenden im Sinne des entwicklungsorientierten Führens durch Vorgesetzte kann genealogisch als die Urform des Coachings angesehen werden (Loos 1997; Rückle 1992; Schreyögg 2012). Aus der amerikanischen Wirtschaft stammend, wo es verstärkt seit den 1970er Jahren zur Anwendung kommt, hat das Coaching in der deutschen Wirtschaft etwa Anfang der 1980er Jahre Einzug gehalten. Nachdem sich ab Mitte der 1980er Jahre das Coaching durch externe psychologisch geschulte Berater zunehmend etabliert, grenzt sich die externe Form des Coachings in Deutschland zunehmend von der US-amerikanischen ursprünglichen Form eines Coachings durch die Führungskraft ab.

Auf eine Verbesserung der fachlichen Kompetenz, der Motivation und der Leistung der Mitarbeitenden ausgerichtet, findet das Coaching durch die Führungskraft auch in Deutschland unter dem Motto „der Vorgesetzte ist der wichtigste/beste Trainer seiner Mitarbeiter" (Böning 1994, S. 173) Verbreitung. In den letzten ca. 25 Jahren gehen Führungskräfte immer mehr dazu über, „ihre Mitarbeitenden zu ‚coachen', zu beraten, sie allgemein zu unterstützen und ihnen die konkrete Weise der Ergebniserreichung selbst zu überlassen, statt ihnen Anweisungen zu geben" (Oestereich und Schröder 2017, S. 12). Derzeit steigt das Interesse an dieser Coachingvariante angesichts zunehmender disruptiver Veränderungen (von Mutius 2017) im Kontext von Globalisierung, Digitalisierung

---

[1]Da sich das Beratungsangebot an Mitarbeitende richtet, wäre vor dem Hintergrund der gängigen Begriffssystematik der Terminus Supervision angebracht. Dieser findet in der einschlägigen Literatur allerdings bislang wenig Verwendung, zumal im englischen Sprachgebrauch ebenfalls von Coaching gesprochen wird. Daher verwenden wir gleichfalls den Begriff ‚Coaching durch die Führungskraft'.

und Flexibilisierung, die mit einer zunehmenden *Partizipations- und Reflexionsorientierung von Führung* einhergehen. Gleichzeitig gewinnt das Konzept der transformationalen Führung (Bass 2008) mit seiner Dimension der „individuellen Beachtung", das darauf abzielt, die Mitarbeitenden in ihren Bedürfnissen, Stärken und Entwicklungsmöglichkeiten zu fördern, zunehmend an Beachtung im Führungsalltag.

Aus der wissenschaftlichen Perspektive der Beschäftigung mit dem Phänomen Coaching durch die Führungskraft findet die skizzierte Entwicklung allerdings bislang kaum Beachtung. Die sich rasch ausbreitende, allerdings im Hinblick auf Ausbildung und Standards der Beratung sehr heterogene Professional Community des Coachings befasst sich in den letzten Jahrzehnten vor allem mit der eigenen Grundlegung und Identitätsgewinnung, als dass sie das Coaching durch die Führungskraft konzeptionell unterstützend und reflektierend begleitet.

Es gibt derzeit in Deutschland noch keine Standards zu Ausbildungsanforderungen und zur qualifizierten, ethisch fundierten Durchführung des Coachings durch die Führungskraft. Diese Form des Coachings verbreitet sich relativ unreguliert aufgrund entsprechender Eigeninitiativen von Unternehmen, Führungskräften und deren Mitarbeitenden. Seinen Niederschlag findet dies u. a. in der in jüngster Zeit rasant wachsenden Führungsliteratur. In dieser wird infolge der stetig steigenden Reflexions- und Beratungsbedarfe dem Coaching durch die Führungskraft vielfach ein zentraler Stellenwert beigemessen. Persönliches Coaching wird mit dem Übergang zu Netzwerkorganisationen unverzichtbares Werkzeug für Führung (Kruse und Greve 2014, S. 8). Eine in der Studie von nextpractice identifizierte Führungstypologie wird als „Coaching kooperativer Teamarbeit" (Kruse und Greve 2014, S. 13) bezeichnet. „Da die Arbeitswelt immer komplexer wird, werden alle Führungskräfte und Manager von Zeit zu Zeit zu Helfenden für ihre Vorgesetzten, Untergebenen und Kollegen werden müssen" (Schein 2017, S. 36). Wie dies praktisch geschehen kann, beschreibt Schein im Modell des „Humble Consulting". Für ihn besteht die „große Frage für die Zukunft" darin, „ob Führungskräfte und Manager lernen können, ihren Untergebenen als vorurteilslose Berater und Helfer zur Seite zu stehen" (Schein 2017, S. 37).

Ein durch die Führungskraft ausgeübtes Managerial Coaching ist, wie Böning in seiner Metastudie zu unterschiedlichen Coachingformaten feststellt, eine „immer populärer werdende Coaching-Variante", die in der Lage ist, „durch Führung Mitarbeiter zu empowern" (Böning 2015, S. 77).

Konzeptionelle Grundlagen und zentrale Merkmale Es gibt im deutschen Sprachraum nur wenig empirische Arbeiten und erste Ansätze einer normativ-konzeptionellen Theorie über das Vorgesetzten-Coaching (Kühl et al. 2018). Die theoretischen Bezüge basieren auf Konzepten der humanistischen Psychologie, konstruktivistischen und systemischen Traditionen, insbesondere der personalen Systemtheorie von Gregory Bateson sowie lösungsorientierten Ansätzen. Eine besondere Rolle spielen dabei

- Überlegungen zur Haltung der coachenden Führungskraft, insbesondere vor dem Hintergrund von ethischen Überlegungen, des Menschenbildes und Führungskonzeptes,
- sozialwissenschaftliches Erklärungs- und Veränderungswissen im Spannungsfeld von Person, (Führungs-)Rolle, Organisation und gesellschaftlichem Umfeld sowie
- theoretisch-konzeptionell begründete Methoden bzw. Techniken und entsprechende Bezüge zu den Rahmenbedingungen und zum Setting.

Die coachende Führungskraft benötigt eine dreifach ausgeprägte professionelle Kompetenz: Erstens eine *Rollenkompetenz*, die aus der Doppelfunktion von Führungskraft und Coach resultiert; zweitens eine *Kontextkompetenz* hinsichtlich der allgemeinen und speziellen Umfeldbedingungen des Coachings und drittens eine *Passungskompetenz*, die stets auf das Zusammenspiel von individuellen sowie organisatorischen Bedürfnissen und Anforderungen achtet.

Coaching durch die Führungskraft bedeutet, „Menschen darin zu begleiten, ihre Potenziale für die Organisation optimal zu entwickeln und dafür zu sorgen, dass sie gute Entscheidungen für alle Lösungen treffen" (Sander, 2017 S. 13). Coach zu sein heißt in diesem Zusammenhang, die Dinge so zu tun, dass dabei eine *Passung* von Person und Organisation hergestellt wird, die es möglich macht, dass beide ihr volles Potenzial entfalten können. Von einer „optimalen Passung" wollen wir dann reden, wenn die Tätigkeiten so gestaltet sind, „dass sie optimal den Kernprozessen und damit den Kerngeschäften (der Organisation) dienen und gleichzeitig darin die Kernkompetenzen der Person zum Tragen kommen können" (Schmid und Messmer 2003, S. 4).

Für das Coaching durch die Führungskraft bietet sich in Modifizierung des GROW-Modells (Whitmore 1992) das folgende *Phasenmodell* an (Kühl et al. 2018):

- Orientierung: Kontextklärung, Ziel- bzw. Auftragsklärung, Kontraktgestaltung,
- Klärung durch Hypothesenbildung,
- Zielkonkretisierung,
- Lösungssuche sowie
- Transfer und Abschluss.

Anders als im externen Coaching bedarf es in der Orientierungsphase eines Coachings durch die Führungskraft einer intensiven Abklärung des speziellen

Kontextes, in dem es durchgeführt werden soll. Nachdem dies in einem Erstgespräch geschehen ist, erfolgt zweitens die Einigung auf gemeinsame Ziele und drittens der Abschluss eines Vertrages auf der Dienst- und der Beziehungsebene.

Nach der hypothesenbezogenen Klärung, in der sich die Sicht auf die Ausgangssituation ändern kann, schließt sich eine Phase der Zielkonkretisierung mit einer Justierung der Handlungsziele an. Eine solche Präzisierung erhöht deren Umsetzungschancen. Anschließend geht es um die Lösungssuche und Begleitung des Lösungstransfers, bevor der Beratungsprozess mit einer Auswertung seinen Abschluss findet.

In der Fachliteratur wird kontrovers darüber diskutiert, ob und unter Berücksichtigung welcher Bedingungen Führungskräfte als Coach tätig werden können und sollen (Radatz 2007; McCarthy und Milner 2013; Mankus 2015; Webers 2017; Fischer-Epe 2017). Wie die Frage im Einzelnen beantwortet wird, hängt u. a. von unterschiedlichen professionsspezifischen Kulturen ab. Deshalb ist es in jedem Einzelfall genau zu prüfen, unter welchen Kontexten, Voraussetzungen und Bedingungen sich ein Coaching durch die Führungskraft anbietet.

Während der externe Coach in der Regel lediglich die Verantwortung für den Beratungsprozess übernimmt, bleibt bei der coachenden Führungskraft letztlich auch die Verantwortung dafür, dass das Problem unter Wahrung der Unternehmensinteressen bei gleichzeitiger Autonomie des Coachee hinsichtlich des Lösungsweges bearbeitet wird. Insgesamt ist das Coaching durch die Führungskraft sehr voraussetzungsvoll. Sofern coachende Führungskräfte über entsprechende Beratungskompetenzen verfügen, sich an dialogischen Führungskonzepten orientieren und Rollenkonflikte zwischen ihrer Beratungs- und ihrer Vorgesetztenrolle ethisch reflektieren und verantwortungsvoll regulieren, können sie zeitnah und nachhaltig Mitarbeitende hinsichtlich ihrer jeweiligen Arbeitsaufgaben beraten; dadurch lässt sich Fehlentwicklungen von Arbeitsprojekten oder konflikthaften Eskalationen frühzeitig vorbeugen.

Im Zuge einer stärkeren Fokussierung auf Self-Management-Strategien in den von Laloux (2015, 2017) sowie Scharmer und Käufer (2014) skizzierten weiter fortgeschrittenen Organisationsmodellen werden Führungskräfte bereits häufig „dahingehend geschult, ihre Rolle stärker systemisch zu verstehen und ähnlich eines Coaches zu agieren" (Schaller und Zacher 2017, S. 82). Dies sind eher günstige Rahmenbedingungen. Da hiervon aber in vielen Betriebssystemen heute noch nicht ausgegangen werden kann, geht es nicht zuletzt auch darum, dass sich die Mitarbeitenden vor einer fürsorglichen Belagerung durch unangemessene Coachingambitionen ihrer Führungskräfte schützen können, indem sie selbst über den passenden Reflexionspartner entscheiden.

Basierend auf einer empirischen Studie (Hesselbarth et al. 2019) lassen sich drei Typen des Coachings durch die Führungskraft unterscheiden: Der *organisationsorientierte* Coach stellt die Organisationsinteressen eindeutig in den Vordergrund. Der Kerngedanke besteht hier darin, dass die derart coachende Führungskraft davon ausgeht, ihre Führungsaufgaben unter Zuhilfenahme von Coaching zu erfüllen. Der *mitarbeitendenorientierte* Coach sieht hingegen die Entwicklung und Kompetenzentfaltung des Coachees im Vordergrund. Er versteht sein Coaching als Angebot zur Entfaltung und Entwicklung der Kompetenzen des Mitarbeitenden. Der *passungsorientierte* Coach ist darauf orientiert, sowohl die Interessen der Mitarbeitenden, als auch der Organisation miteinander in Einklang zu bringen. Wegen seiner beidseitigen Orientierung sehen wir das passungsorientierte Coachingverständnis als besonders zukunftsträchtig an, was es empirisch zu überprüfen gilt.

Wirkungen In Studien aus der internationalen und deutschen Coaching-Forschung können positive Effekte eines Coachings durch die Führungskraft (Böning 2015, S. 86 ff.; Lawrence 2017; Kühl et al. 2018; Hesselbarth et al. 2019; Brand et al. 2019) belegt werden. Hinsichtlich der Gelingensbedingungen im Coaching durch die Führungskraft werden die folgenden Faktoren benannt: Transparenz, wertschätzender Umgang mit den Mitarbeitenden, Vertrauensbasis, Schutzraum für den Coachee durch eine klare Trennung von Themen im Coaching und im Führungsalltag, Rollenklarheit und -abgrenzung, Fähigkeit der Führungskraft zur Reflexion über das eigene Handeln und klare Rahmenbedingungen. Außerdem hat es sich als sehr hilfreich erwiesen, den Übergang zum Coaching bewusst durch Rituale und ggf. einen Ortswechsel zu markieren sowie einen festen Rhythmus mit konkreten Terminen zu vereinbaren.

Perspektiven In dem Maße, wie einerseits die Autonomie und Selbststeuerungskompetenzen der Mitarbeitenden und andererseits dialogische Organisations- und Führungskonzepte sowie entsprechende (Selbst-)reflexions- und Beratungskompetenzen der Führungskräfte Verbreitung finden, wird das Coaching durch die Führungskraft zukünftig an Bedeutung gewinnen. Dies sollte vermehrt wissenschaftlich, d. h. theoretisch-konzeptionell wie empirisch begleitet werden.

Einführungsliteratur Kühl, W., Lampert, A., Schäfer, E. (2018). Coaching als Führungskompetenz. Konzeptionelle Überlegungen und Modelle. Göttingen: Vandenhoeck & Ruprecht.

3.3   Supervision

Begriffsbestimmung Ausgehend vom lateinischen Terminus „supervidere" wird Supervision im deutschen Sprachgebrauch durchweg als *Über-Sicht* im Sinne des Einnehmens einer distanzierenden Außenperspektive unter Beteiligung eines externen Beraters (Supervisor) verwendet. Im englischen Sprachraum „existiert jedoch ein anderes Begriffsverständnis. Denn hier ist der Supervisor der unmittelbare Vorgesetzte, der Aufsichtsführende und Anleiter" (Belardi 2018, S. 14)
Supervision beinhaltet als Beratungsformat

- die Reflexion beruflichen Handelns,
- dient der Kompetenzentwicklung der beruflich Tätigen,
- der Qualitätsentwicklung ihrer Arbeit (Kühl 1999) und
- der Verbesserung der Zusammenarbeit in der Organisation.

Supervision ermöglicht den zu Beratenden (Supervisand*innen) vor allem die ressourcenorientierte Selbstreflexion und die Entwicklung passgenauer Lösungsperspektiven. Insofern liegt das Proprium (der ‚Markenkern') der Supervision in der entwicklungsorientierten *Zusammenschau der personen-, beziehungs- und organisationsbezogenen Dimensionen* beruflichen Handelns und der Begleitung beim *Lösungstransfer* in die konkrete Berufspraxis.

Historische Entwicklung Die Geschichte der Supervision steht in einem engen Zusammenhang mit der Entwicklung sozialer Arbeit sowohl in den USA als auch in Deutschland. Der Begriff „Supervision" taucht das erste Mal in der Geschichte der amerikanischen Sozialarbeit Ende des 19. Jahrhunderts auf. Im Zuge der Industrialisierung in Nordamerika entwickelten sich Wohlfahrtsorganisationen, um die Almosenverteilung durch sog. „friendly visitors", freiwillige nicht ausgebildete Helfer aus dem Bürgertum, zu steuern. Diese ehrenamtlichen Armenbesucher wurden nun durch hauptamtliche Kräfte begleitet, die sie in ihrer Arbeit beraten, angeleitet und kontrolliert haben. Vorwiegend wurden damals Fallbesprechungen durchgeführt (Belardi 1992).
Die zweite Wurzel der Supervision ist die 1920 am Berliner Psychoanalytischen Institut eingeführte Kontrollanalyse. Bei diesem Teil der analytischen Ausbildung stellen angehende Psychoanalytiker ihre Fälle einem erfahrenen Ausbilder (Kontrollanalytiker) vor. Diese Form der Supervision wurde als Ausbildungssupervision auch für andere Beratungs- und Therapieausbildungen weiterentwickelt. Einen weiteren wichtigen Einfluss in der Zeit nach dem Zweiten Weltkrieg hatte die

von dem Arzt Michael Balint entwickelte psychoanalytisch orientierte Gruppenarbeit zur beruflichen Selbsterfahrung (Belardi 1992).

Nach dem Zweiten Weltkrieg wurde im Zusammenhang mit der Übernahme der Methode des Casework die Supervision in die Ausbildung von Sozialarbeiter*innen in Westdeutschland integriert und fand zunehmende Verbreitung, zunächst als Praxisberatung im Sozialbereich.

Insofern führte die Institutionalisierung der Supervision in ihrem Verlauf zur Entwicklung von Ausbildungsgängen für Supervision, in Deutschland ab 1967 erstmals durch den Deutschen Verein für öffentliche und private Fürsorge und den ersten Diplomstudiengang an der Universität Kassel, der im Jahr 1974 begann. Mittlerweile gibt es zahlreiche Ausbildungsgänge an Weiterbildungsinstituten sowie Masterstudiengänge (Schibli 2009, S. 30). Der größte Teil der Supervisor*innen verfügt nach unseren Recherchen über eine von den beiden mitgliederstarken Verbänden, der Deutschen Gesellschaft für Supervision und Coaching sowie dem Berufsverband Deutscher Psychologinnen und Psychologen, anerkannte Ausbildung. Der Organisationsgrad der Supervisor*innen und die Konzentration auf diese Verbände sind hoch.

Konzeptionelle Grundlagen und zentrale Merkmale von Supervision Supervision ist auf vier Reflexionsebenen ausgerichtet:

- *Kunden- und Klientenebene:* zu dieser Ebene gehören die Kunden, Klienten, oder Patienten der zu Beratenden (Supervisanden). Dabei geht es einerseits um die Frage, wie deren Dienstleistung gegenüber ihren Kunden optimiert werden kann, und andererseits um die Reflexion der Arbeitsbeziehung, die Verbesserung des Kunden- bzw. Klientenkontaktes.
- *Selbstreflexionsebene:* auf der Ebene der individuellen Selbstreflexion sind die eigene berufliche Rolle, die einzelnen Dimensionen der jeweiligen beruflichen Tätigkeit und deren persönliche Bewältigung sowie die Selbstsorge im Fokus.
- *Mitarbeitenden- und Teamebene:* auf dieser Ebene geht es um die Reflexion der Arbeitsbeziehung gegenüber Kolleg*innen, Teammitgliedern und Vorgesetzten. Hier steht vor allem die Verbesserung der Zusammenarbeit im Mittelpunkt.
- *Organisationsebene:* auf dieser Ebene stehen Fragen der optimalen Gestaltung von organisationalen Abläufen (z. B. Dienstplangestaltung) bzw. der Kooperation mit anderen Abteilungen und Trägern im Fokus. In diesem Bereich bestehen fließende Übergänge zur Organisationsberatung. Während Supervision eher die personenbezogene Perspektive auf kleinere Subsysteme und deren Zusammenarbeit zum Ausgangspunkt nimmt, geht die Organisationsberatung eher von größeren Organisationseinheiten bzw. der Gesamtorganisation aus (Rappe-Giesecke 1994, S. 5).

Supervision findet in Einzel-, Gruppen- und Teamsettings statt. Das Einzelgespräch bietet einen besonders geschützten Rahmen für persönliche Beratungsthemen. In der Gruppensupervision finden Teilnehmende aus verschiedenen Organisationen oder Arbeitsfeldern zusammen, während in der Teamsupervision Menschen, die unmittelbar zusammenarbeiten oder andere Arbeitsgruppen, ihre Kooperation miteinander, mit Kunden bzw. Klienten oder organisationsbezogene Themen reflektieren.

Der Supervisionsprozess lässt sich in folgende *Phasen* gliedern:

1. Kontakt und Einstieg
2. Kontrakt
3. Definition des Problems und diagnostische Analyse
4. Zielbestimmung und Vorgehenspläne
5. Durchführung und Erfolgskontrolle
6. Sicherung der Kontinuität (Schibli und Supersaxo 2009, S. 38).

Je nach theoretisch-konzeptioneller Ausrichtung erfolgen dabei unterschiedliche Akzentuierungen.

Dominierten anfangs *tiefenpsychologische Konzepte* (Belardi 1992, S. 96), so wurden diese um Ansätze der humanistischen Psychologie und aus der Gestalttherapie (Schreyögg 2004) und seit den 1990er Jahren vor allem um *systemische* (Ebbe-Nohlen 2009) und *lösungsorientierte Konzepte* (Neumann-Wirsig 2016) erweitert. Da Supervision das gesamte Spannungsfeld von personalen, beziehungs-, rollen- und organisationsbezogenen Dimensionen beruflichen Handelns in den Blick nimmt, ist mittlerweile auch der Schulenstreit, etwa zwischen psychoanalytischen und systemischen Supervisionsansätzen, weitgehend überwunden. Vielmehr ist der theoretisch-konzeptionellen Rahmen mittlerweile entsprechend weit gespannt (Rappe-Giesecke 1994; Pühl und Obermeyer 2017).

Die *breite konzeptionelle Ausrichtung* der Supervision sehen wir einerseits als die besondere Stärke der Supervision an. Sie ist in der Lage auf ein vielfältiges Spektrum an Beratungsanliegen und jeweils aktuelle Reflexionsanliegen der Arbeitswelt in der Zusammenschau von individuellen, gruppen- und organisationsbezogenen Aspekten einzugehen und diese klärungs-, lösungs- und transferorientiert zu begleiten. Andererseits bringt es diese breite Orientierung mit sich, dass bislang (noch) nicht alle Aspekte hinreichend theoretisch und empirisch fundiert werden konnten.

Dies gilt etwa für den genuinen Beitrag der Supervision, berufliche Stresssituationen und Belastungen besser zu bewältigen und so etwa dem Burn-out vorzubeugen. Dessen Akut-Behandlung bleibt allerdings Psychotherapeuten vorbehalten. Dies gilt auch für manifeste Mobbing-Konstellationen, die eine therapeutische Unterstützung der Mobbing-Opfer erfordern. Auch hier kann allerdings die Konflikt-Supervision mit den Beteiligten des relevanten Arbeitssystems präventiv wirken, insbesondere wenn sich entsprechende Konfliktkonstellationen noch nicht zu manifesten Mobbing-Interaktionen herausgebildet haben.

Im Hinblick auf die *Beratung von Teams* verfügt die Supervision seit den 1980er Jahren über elaborierte und in den entsprechenden Ausbildungskonzepten für Supervisor*innen verankerte Konzepte (Rappe-Giesecke 1994; Pühl und Obermeyer 2017)[2], die allerdings noch nicht in sämtliche Bereiche der Arbeitswelt Eingang gefunden haben.

Wirkungen Diesbezüglich kann auf das Verzeichnis der Deutschen Gesellschaft für Supervision mit knapp sechzig wissenschaftlichen Untersuchungen zu Nutzen und Wirkung von Supervision verwiesen werden (DGSv 2008). Nach Belardi (2018, S. 107) zeigen Nutzerbefragungen positive Zustimmungen zwischen 66 und 80 %. Hingegen sind unerwünschte (Neben-)Effekte bislang kaum untersucht (Eberl 2018). Insgesamt ist die Forschungslage zu Wirkungen von Supervision nach wie vor ausbaubedürftig.

Perspektiven Wie auch das Coaching steht die Supervision in der Gefahr, auf die sich verändernden Strukturen und Kulturen der Arbeitswelt ihrer Kund*innen mit verkürzten, individualistischen Selbstoptimierungsstrategien zu reagieren oder strukturelle Problemlagen und Konflikte zu personifizieren. Vielmehr sollte die Supervision ihrem zentralen Anspruch verpflichtet bleiben, „durch Reflexion, Verhandlung und Kommunikation Demokratie, praktische Fairness und darüber ein gutes Arbeitsklima und Qualität in Organisationen zu bringen" (Gröning 2017, S. 60).

Einführungsliteratur Belardi, N. (2018). Supervision und Coaching. Grundlagen, Techniken, Perspektiven. 5. Aufl. München: Verlag C. H. Beck.

---

[2]Einige Supervisions-Autor*innen versuchen offenbar, den Zugang zur Teamsupervision zu erleichtern, indem sie im Titel von Teamcoaching und Teamsupervision sprechen (Pühl und Obermeyer 2017). Wir halten es allerdings für wichtig, hier begriffliche Klarheit zu fördern: bei der Beratung von Teams liegen bereits langjährig tradierte, fundierte und erprobte Ansätze der Teamsupervision vor. Da nach unserer Einschätzung die konzeptionellen Schwerpunkte und Einsatzbereiche der Supervision eher in der Beratung von Fachkräfte-Teams und entsprechenden Arbeitssystemen als in der Leitungsberatung liegen, sehen wir bei Führungskräfte-Teams eher Coachs gefragt. Da diese allerdings vielfach schwerpunktmäßig im Hinblick auf Einzelsettings ausgebildet worden sind, sollten Coachs zukünftig vermehrt für die Beratung von Führungskräfte-Teams qualifiziert werden.

3.4   Intervision

Begriffsbestimmung Der Begriff Intervision fokussiert auf den ressourcenorientierten Austausch *zwischen* Kolleg*innen („inter") und die daraus resultierenden neuen *Sichtweisen* („vision") professionellen Handelns. Intervision, auch bekannt als Kollegiale Beratung, ist eine „eigenständige Reflexionsmethode" (Fallner und Grässlin 1990), die praxisnah und strukturiert auf die Ressourcen der Kolleg*innen setzt und diese zur Problemanalyse und -lösung nutzt.

Historische Ursprünge und Entwicklung Die Ursprünge organisierter kollegialer Aussprachen zu berufsfeldbezogenen Problemen lassen sich bis zur kollegialen Fallsupervision in der „Mittwochsgesellschaft" von Sigmund Freud, zur kollegialen Supervision in Therapieausbildungen, Fallarbeit in Studiengängen, wie z. B. der *Sozialen Arbeit,* Medizin und Psychologie und unterschiedlichen *Selbsthilfegruppen* zurückverfolgen. In der amerikanischen Sozialarbeitsliteratur ist seit den 1950er Jahren ein organisierter Austausch in Form von Peer-Group-Supervisionen aufgezeichnet. Im deutschen Sprachraum wurden ab den 1970er Jahren zunehmend Konzeptionen kollegialer Fallbesprechungen über die Soziale Arbeit hinaus auch für pädagogische und schulische Arbeitsfelder veröffentlicht (Belardi 1992).

Angesichts sich wandelnden Arbeitsplatzstrukturen und Qualifizierungsanforderungen infolge der Globalisierung und Digitalisierung verändern sich seit den 1990er Jahren die Leitziele der Intervision. Nach wie vor stellt die konkrete *Reflexion beruflicher Alltagssituationen* einen zentralen Fokus dar. Doch hat Intervision mittlerweile auch im Bereich des Managements und der *Führung,* wo zunehmend reflexive Komponenten der Entscheidungsfindung erforderlich sind, einen Bedeutungszuwachs erfahren. Weitere Anliegen aus dem Bereich der Personal- und Organisationsentwicklung kommen verstärkt hinzu.

Die Intervision findet derzeit in allen Bereichen des Arbeitslebens zunehmend Aufmerksamkeit. Es gibt „kaum eine andere Beratungsform, die besser zum Trend der neuen Arbeitswelt (…) passt: Die Mitarbeiter lernen zunehmend selbst organisiert und nicht nur, weil die Aufgaben in der VUCA-Arbeitswelt immer komplexer werden. Es dauert (...) zu lange, bis die Personalabteilung eine passende Weiterbildungsmaßnahme entsprechend des Lernbedarfes konzipiert hat. Dagegen ist das Lernen von- und miteinander effektiver" (Neumann 2017, S. 20).

Konzeptionelle Grundlagen und zentrale Merkmale Ein Großteil der einschlägigen Veröffentlichungen kommt ohne theoretischen Hintergrund aus und ist von einem pragmatisch orientierten Eklektizismus geprägt, indem bewährte Praktiken übersichtlich und verständlich dargestellt werden. Darüber hinaus finden sich systemische bzw. konstruktivistische Ansätze sowie konzeptionelle Hintergründe der Gruppendynamik und der humanistischen Psychologie wie die Themenzentrierte Interaktion und die klientenzentrierte Beratung.

Zentrale Kennzeichen der Intervision sind nach Lippmann (2013)

- Gruppe von Gleichrangigen: jede Person hat die Möglichkeit eine Frage-/ Problemstellung einzubringen.
- Gemeinsamer beruflicher Fokus: ähnliche Tätigkeits- und Erfahrungshintergründe.
- Zielgerichteter Prozess zur Lösungsfindung bzw. für den Informationsaustausch.
- Gemeinsam festgelegte Struktur: Größe, Rollen, Phasen, Regeln, Hilfsmittel etc.
- Freiwilligkeit, Verbindlichkeit: die Teilnahme ist zwar freiwillig, aber mindestens über einen abgemachten Zeitraum verbindlich.
- Lernen im Lehren, Lehren im Lernen: dieser Grundsatz bedeutet, die Idee des Gebens und Nehmens zu verwirklichen; nicht nur die fallpräsentierende Person erfährt neue Einsichten, sondern die Kolleg*innen lernen ebenfalls dazu.
- Beratung ohne honorierte Berater*innen: jede Person ist verantwortlich.

In der Intervision sind die Rollen des/der Ratsuchenden, der Beratenden und des Moderators grundlegend. Insbesondere die strikte Rollentrennung gilt als zentraler Erfolgsfaktor der Intervision. Der/die Ratsuchende will über einen „Fall" sprechen und ist an neuen Sichtweisen und Lösungsideen interessiert. Der Moderator leitet die Gruppe und sichert so die methodische Problemlösung und konstruktive Zusammenarbeit. Die Beratenden bringen erweiterte Perspektiven und im Sinne eines Brainstormings Lösungsideen ein. Letztlich entscheidet der/die Ratsuchende selbst, welche Anregungen und Handlungsimpulse hilfreich sein könnten und sich in der Berufspraxis umsetzen lassen.

Neben der Rollengestaltung stellt der *Phasenablauf* der kollegialen Beratung das wichtigste Instrument der Prozesssteuerung dar, indem der komplexe Beratungsprozess in übersichtliche Abschnitte gegliedert wird. Wir knüpfen in unserem Phasenmodell (Kühl und Schäfer 2019) maßgeblich an Methodenelementen nach Fallner und Gräßlin (1990), Franz und Kopp (2003), Tietze (2015), Herwig-Lempp (2004) und Lippmann (2013) an:

1. *Vorbereiten und Anliegen erheben:* Nachdem bereits in der Vorbesprechung die Arbeitsvereinbarung (Rahmenbedingungen, Konzept, Ablauf- und Rollenmodell etc.) zustande gekommen ist, werden zu Sitzungsbeginn die jeweiligen Anliegen der Teilnehmer gesammelt und die Rollen (des Moderators, des falleinbringenden Ratsuchenden, der Berater*innen und ggf. des Protokollanten) verteilt.

2. *Darstellen, präsentieren, Fragestellung erarbeiten:* Die Fallschilderung soll dabei kurz (evtl. visuell) skizziert werden und darf bewusst unvollständig sein, um neue Perspektiven zu erschließen. Rückfragen der Teilnehmenden dienen zunächst nur dem besseren Verständnis. Sodann ist die Schlüsselfrage zu bearbeiten: „Was genau wollen Sie hier klären?" Keine Beratung ohne Auftrag. Der/die zu Beratende legt nun fest, welche Fragestellung und damit welches Ziel die Beratung haben soll.

3. *Betrachten, vertiefen, erweitern:* Die Beratenden nehmen Kontakt zur Situation auf, äußern ihren ersten Eindruck aus möglichst vielen Blickwinkeln, ohne zu werten. Die/der Ratsuchende nimmt nach dieser Runde dazu Stellung: Worauf bin ich „angesprungen"?

4. *Hypothesen bilden und genauer zielen:* Die Beratenden formulieren Analysen und Hypothesen über vermutete ursächliche Zusammenhänge. Anschließend entscheidet der Ratsuchende über die Nützlichkeit der Beiträge und gewichtet sie. Auf dem Hintergrund dieser Problemdiagnose überprüft er seine Schlüsselfrage und formuliert ein präziseres Ziel: „Wie kann ich erreichen, dass, …".

5. *Lösungen erarbeiten:* Lösungsszenarien zu entwickeln und kreative Lösungsideen zu sammeln (ohne sie sogleich zu bewerten), stellt nun die nächste Aufgabe für die Beratenden dar. Ratschläge sind oft nicht treffsicher, jedoch gerade an dieser Stelle hilfreich, weil von vornherein deutlich ist, dass möglichst viele, kreative Ratschläge gegeben werden und somit allen Beteiligten klar ist, dass nicht annähernd jeder umsetzbar ist. Hier kommt es vielmehr auf die Vielfalt der Lösungsideen an. Jede Idee darf dabei – allerdings ohne lange Debatte – von einem anderen Mitglied weiterentwickelt werden.

6. *Entscheiden, nächste Schritte vorbereiten:* Der/die Ratsuchende kommentiert, bewertet und entscheidet: „Ich nehme mir vor…". Die Beratenden unterstützen den Aktionsplan, indem sie Stolper- wie Meilensteine identifizieren und bei der Konkretisierung der Ziele und deren Umsetzung assistieren.

7. *Abschließen und beenden:* der Lerngewinn aus dieser Fallbesprechung für die Praxis wird von allen Gruppenmitgliedern benannt, der Prozess, die Zusammenarbeit und die Moderation mit einem Feedback und der Vereinbarung möglicher Verbesserungen abgeschlossen.

Wirkungen Hinsichtlich der empirischen Grundlagen der Intervision/kollegialen Beratung ist zu konstatieren, dass bislang erst wenige Studien vorliegen. Tietze konstatiert auf der Datenbasis von 21 Interviews mit Führungskräften vor und nach einer 15-monatigen Führungskräfteentwicklungsmaßnahme: „Bereits eine vergleichsweise niedrige Frequenz von Kollegialen Beratungen führt offenbar zu den Effekten, dass Teilnehmer ihre beruflichen Beanspruchungen vermindert und relevante berufliche Handlungskompetenzen in eine positive Richtung entwickelt erleben" (Tietze 2010, S. 221). Linderkamp hat zum einen zehn qualitative Interviews mit Mitgliedern von kollegialen Beratungsgruppen und zum anderen sechs Experteninterview mit Personalverantwortlichen durchgeführt. „Insgesamt wird der kollegialen Beratung aus Expertensicht eine hohe Leistungsfähigkeit, insbesondere zur Unterstützung von Reflexionsprozessen, beruflichen Klärungsprozessen und zur Entscheidungsvorbereitung zugesprochen. Damit einhergehend wird die kollegiale Beratung in erster Linie als geeignet für Beschäftigte erachtet, die einen hohen Grad an Autonomie und eine hohe Komplexität in ihren Aufgaben zu bewältigen haben" (Linderkamp 2011, S. 208).

Perspektiven Intervision bietet noch vielerorts ungenutzte Entwicklungspotenziale fachlicher Reflexion, des wechselseitigen Lernens und kollegialer Unterstützung. Die Kernkompetenz der Intervision liegt in der *Vielfalt der neuen Sichtweisen und handlungsorientierten Anregungen.* In zahlreichen Feldern der Wirtschaft und Verwaltung sind ihre Potenziale zur gleichermaßen strukturierten wie kreativen Reflexion konkreter Problemlagen in Arbeitskontexten noch kaum ausgelotet.

Intervision ist im Sinne einer ‚Billigversion' kein Ersatz für Supervision und Coaching. Diese decken ein breiteres Indikationsspektrum im Spannungsfeld von persönlichkeitsorientierten, rollenbezogenen, beziehungsorientierten und institutionellen Anteilen beruflichen Handelns ab und gehen zudem vielfach „tiefer". Demgegenüber hat Intervision ihre Stärken vor allem in der *Mannigfaltigkeit* der Anregungen für das Lernen im unmittelbaren Arbeitsalltag, der kollegialen Unterstützung, dem raschen Zugang und der passgenauen Gestaltung des Settings (Kühl und Schäfer 2019).

Letzteres gilt auch angesichts der durch Globalisierung und Digitalisierung veränderten Rahmenbedingungen, infolge derer sich vormals dauerhafte Teamstrukturen zunehmend fluide gestalten und damit für die einzelne Fachkraft als Lerngelegenheit weniger unmittelbar verfügbar sind. Hier bedarf es entsprechender Verabredungen und bedafsgerechter Gestaltungen des Settings der Intervision.

Einführungsliteratur Tietze K. (2015). Kollegiale Beratung. Problemlösungen gemeinsam entwickeln (7. Aufl.). Reinbek bei Hamburg: Rowohlt.

Kühl, W., & Schäfer, E. (2019). Intervision: Grundlagen und Perspektiven. Wiesbaden: Springer. (in Vorbereitung)

3.5 **Mediation**

Begriffsbestimmung Der Begriff „Mediation" lässt sich zum einen auf das lateinische Adjektiv „medius" zurückführen. Das bedeutet zwischen zwei Ansichten oder Parteien die Mitte zu halten und sich neutral, unparteiisch zu verhalten. Zum anderen ist der Begriff aus dem Englischen „to mediate" (vermitteln, aushandeln) übernommen. Mediation ist ein außergerichtliches Konfliktregulierungsverfahren zur Vermittlung in Streitfällen durch unparteiische Dritte. Die Mediator*innen unterstützen die Streitenden, eine einvernehmliche Lösung des Konflikts zu finden. Aufgabe der Mediator*innen ist es nicht, einen Schiedsspruch oder ein Urteil zu sprechen. Vielmehr liegt es an den Konfliktparteien selbst, im Mediationsprozess eine ihren jeweiligen Interessen entsprechende Vereinbarung zu erarbeiten. Das Ziel ist, „dass alle Beteiligten durch die Übereinkunft eine Verbesserung ihrer Situation erreichen" (Besemer 2016, S. 14).

Historische Entwicklung Vermutlich ist die Mediation so alt, wie die Menschheit selbst. Immer schon wird es unterschiedliche Standpunkte gegeben haben, die sich in Auseinandersetzungen verhärtet haben und die dann durch die Vermittlung einer außenstehenden Person entschärft oder geklärt werden konnten. Überliefert sind z. B. die Vermittlungsangebote und -dienste kleinerer Städte des antiken Griechenlands bei Streitigkeiten zwischen den großen Stadtstaaten Athen und Sparta. Auch im antiken Rom fand das Modell der Mediation Anwendung. Dort bot der „mediator amicabilis" (der freundschaftliche Mediator) seine neutralen und allparteilichen Vermittlungsdienste an (Duss-von Werdt 2005).

Moderne Mediationsverfahren haben ihre Wurzeln in den USA. Mediation wird dort seit Mitte der 1960er Jahre als Alternative zum gerichtlichen Streitverfahren konzeptionell fundiert, insbesondere bei Nachbarschaftsstreitigkeiten oder Familienkonflikten. Das Mediationskonzept ist erst in den 1980er Jahren nach Europa gekommen. In Deutschland hat sich das Verfahren in den 1990er Jahren zunehmend etabliert. Seit 2011 gibt es das Mediationsgesetz, durch welches wesentliche Elemente und Verhaltenspflichten für Mediator*innen (z. B. Schweigepflicht und Zeugnisverweigerungsrecht) geregelt werden. In der 2017 in Kraft getretenen Verordnung über die Aus- und Fortbildung zum zertifizierten Mediator sind Mindeststandards der Aus- und Fortbildung von Mediator*innen definiert, die sich als „zertifizierte" bezeichnen wollen.

Konzeptionelle Grundlagen und zentrale Merkmale der Mediation Die Mediation hat eine interdisziplinäre Entstehungsgeschichte. Ihre modernen Wurzeln liegen in verhandlungstheoretischen, rechtswissenschaftlichen und psychosozialen Ansätzen.

Nach § 1 Abs.1 des Mediationsgesetzes ist die Mediation definiert als „ein vertrauliches und strukturiertes Verfahren, bei dem Parteien mithilfe eines oder mehrerer Mediatoren freiwillig und eigenverantwortlich eine einvernehmliche Beilegung eines Konfliktes anstreben." Nach Abs. 2 ist ein Mediator „eine unabhängige und neutrale Person ohne Entscheidungsbefugnis, die die Parteien durch die Mediation führt".

Das Mediationsverfahren ist durch folgende Grundprinzipien geprägt:

- Autonomie, Selbstbestimmung und Eigenverantwortlichkeit der Konfliktbeteiligten: die Parteien sind darin selbstbestimmt, sich an der Mediation zu beteiligen und dementsprechend auch über das (vorzeitige) Ende der Mediation zu entscheiden.
- Vermittlung durch unabhängige, unparteiliche, allparteiliche Dritte ohne Entscheidungsgewalt hinsichtlich des Konfliktgegenstandes: Mediator*innen haben keine Entscheidungsgewalt, sie sind weder Richter noch Schlichter; aufgrund ihrer Allparteilichkeit führen Mediatoren keine Rechtsberatung durch.
- Interessenorientierung: es geht um eine interessensgerechte und zukunftsgerichtete Regelung bzw. Lösung des Konflikts (sog. Win-Win-Situation).
- Partizipation und Dialog: dies erfordert die Einbeziehung und direkte Kommunikation der in der Regel anwesenden Konfliktbeteiligten.
- Vertraulichkeit und Nicht-Öffentlichkeit: dem Schutz des Vertrauens kommt in der Mediation eine besondere Bedeutung zu (§ 4 Mediationsgesetz).
- Prozesscharakter: die Mediation impliziert die Strukturierung der Kommunikation durch ein strukturiertes Vorgehen und Verfahren.
- Ergebnisoffenheit und Konsensorientierung: die gemeinsame Suche nach einer für die Konfliktparteien tragfähigen und nachhaltigen konsensuellen Lösung steht im Mittelpunkt der Mediation.
- Mediation ist ein nicht-förmliches außergerichtliches Verfahren: Nicht jede auf eine Übereinkunft ausgerichtete Vermittlung ist bereits ein fachliches Mediationsverfahren. Dazu bedarf es eines strukturierten Verfahrens, „in dem unter Anwendung der anerkannten Methoden die Kommunikation zwischen den Parteien systematisch mit dem Ziel gefördert wird, eine selbst verantwortete Lösung ihres Konfliktes zu ermöglichen (§ 1 Abs. 1 Ziv-MediatG)" (Trenczek 2017, S. 56).

Im Hinblick auf welche Konfliktsituationen und -konstellationen sind Mediation bzw. andere Beratungsformate angezeigt? Zur Bearbeitung dieser Frage ist zunächst eine Definition erforderlich, denn nicht jeder Disput ist mit einem Konflikt gleichzusetzen. Ein Konflikt ist vorhanden, wenn über eine Meinungsverschiedenheit hinaus die Handlungs- und Verhaltensebene betroffen ist und dadurch die Beziehung und Zusammenarbeit beeinträchtigt wird (Glasl 2017).

Mediationen können in unterschiedlichen gesellschaftlichen Bereichen zur Anwendung kommen. Im Hinblick auf mögliche Konflikte im Arbeitsbereich sind die Mitarbeitenden und Führungskräfte auf sämtlichen Bereichen und auf allen Ebenen der Organisation zunächst gefordert, präventiv zu handeln, d. h. frühzeitig unterschiedliche Interessen und Ziele anzusprechen, zu klären und möglichst in Einklang zu bringen.

In den frühen Verlaufsphasen eines Konfliktes lassen sich durch von den Beteiligten oder einem neutralen Dritten (bspw. Führungskräfte oder vom Konflikt nicht betroffene Mitarbeitende) methodisch strukturierte und moderierte Gespräche vielfach Lösungen mit den Konfliktbeteiligten entwickeln und im Sinne einer Win-Win-Situation umsetzen (Redlich 2009).

Verschärft sich der Konflikt hingegen weiter, indem die Beteiligten den Druck auf die jeweils anderen erhöhen, Koalitionen bilden, um den Gegner zu denunzieren und nunmehr gegenseitige Vertrauens- sowie Gesichtsverluste eintreten, sind eher externe Berater*innen gefragt, da sonst die Gefahr einer Win-Lose-Situation droht (Glasl 2017). Entscheidend ist nun die Frage, inwieweit die Beteiligten bereit sind, sich mit eigenen, möglicherweise tiefer liegenden Anteilen des Konflikts und wiederkehrenden Mustern bislang wenig gelingender Interaktionen selbstreflexiv auseinanderzusetzen und an neuen Sicht- und Verhaltensweisen zu arbeiten. Liegt diese Bereitschaft vor, ist auf der Mitarbeitendenebene die (Team-)Supervision bzw. auf der Führungsebene das Coaching angezeigt, da insbesondere diese Beratungsformate eine mehrperspektivische Zusammenschau der jeweiligen personen-, beziehungs- und organisationsbezogenen Dimensionen des Konflikts ermöglichen. So können die jeweiligen Hintergründe des Konflikts ausgeleuchtet und entsprechende Lösungsmöglichkeiten entwickelt und deren konkrete Umsetzung begleitet werden.

In anderen Fällen liegt die zuvor skizzierte Bereitschaft zur Selbstreflexion und Veränderung kommunikativer Interaktionsmuster bei den Konfliktparteien möglicherweise nicht in ausreichendem Maße vor bzw. ist der Konflikt bereits weiter massiv eskaliert, indem die Konfliktparteien sich mit Drohungen unter Druck setzen oder gar versuchen, sich gegenseitig mehr oder weniger zu schaden. Damit nähert sich der Konflikt dem Stadium, in dem letztlich alle Beteiligten nur noch verlieren können und es zu einer Lose-Lose-Situation kommt. Sind die

Konfliktparteien nun an einer konstruktiven Konfliktregulierung und einer einvernehmlichen Lösung interessiert, etwa weil aus ihrer jeweiligen Sicht die Vorteile einer möglichen Einigung überwiegen oder um eine weitere Eskalation oder gerichtliche Entscheidungen zu vermeiden, ist möglicherweise ein gemeinsamer Mediationsprozess angezeigt. Schritt für Schritt können nun die Interessen der Beteiligten und die Perspektiven einer Einigung mit mediatorischer Unterstützung ausgelotet und schlussendlich in einer realisierbaren Übereinkunft zum Ausdruck kommen, deren konkrete Umsetzung gegen Ende des Mediationsprozesses durch die Beteiligten vorbereitet und anschließend überprüft wird.

Der Mediationsprozess gliedert sich in folgende *Phasen:*

– Die Vorphase: Kontaktaufnahme, Auftragsklärung, Abklärung der Bereitschaft der Konfliktparteien
– Das Mediationsgespräch:
   a) Einleitungsphase: Begrüßung, Erklärung des Mediationsverfahrens, Organisatorisches
   b) Sichtweisen der einzelnen Konfliktparteien
   c) Konflikterhellung, Vertiefung, Klärung
   d) Problemlösung: Lösungsmöglichkeiten sammeln, Bewertung und Auswahl, Ausarbeitung und Prüfung der Vorschläge
   e) Übereinkunft: Konkretisierung einer mündlichen oder schriftlichen Vereinbarung und deren Umsetzungsschritte
– Die Umsetzungsphase: Überprüfung der vereinbarten Konfliktlösungsschritte (Besemer 2016).

Wirkungen Es gibt (Internet-)Befragungen zur Mediation und außergerichtlichen Konfliktregelung im Arbeitsleben. So haben Gläßer und Kirchhoff die Ergebnisse einer zehnjährigen Befragungsserie zum betrieblichen Konfliktmanagement in der deutschen Wirtschaft vorgelegt; demnach hat die „Mediation im Unternehmenskontext – vor allem bei Konflikten am Arbeitsplatz – eine größere Relevanz bekommen" (2017, S. 305). Bislang liegen im deutschsprachigen Raum kaum Studien zur Überprüfung von Wirkungszusammenhängen vor (Kaiser et al. 2017). Allerdings befasst sich die Wissenschaft zunehmend mit der theoretischen und empirischen Fundierung der Mediation (Kriegel-Schmidt 2017).

Perspektiven Die Mediation dürfte in sämtlichen Bereichen der Arbeitswelt zunehmend an Bedeutung gewinnen, um destruktive und kostenintensive Konflikteskalationen möglichst zu vermeiden. Dies macht nicht zuletzt ihre vor wenigen Jahren erfolgte rechtliche Verankerung deutlich. Im Hinblick auf die konstruktive Konfliktbearbeitung sehen wir einen vermehrten Verweisungs- und Kooperationsbedarf, um zu einer abgestimmten Konfliktbewältigungskultur in Organisationen und Unternehmen beizutragen (Schreyögg 2011).

Einführungsliteratur Besemer (2016). Mediation – die Kunst der Vermittlung in Konflikten (4. Aufl.). Karlsruhe: Gewaltfrei Leben Lernen.

3.6 Mentoring

Begriffsbestimmung Als Mentoring bezeichnet man einen individuellen Lernprozess, „in dem eine erfahrene Person (Mentor oder Mentorin) eine weniger erfahrene Person (Mentee) über einen längeren Zeitraum in ‚Vier-Augen-Gesprächen' berät" (Schmid und Haasen 2011, S. 14). Der Ursprung liegt in der griechischen Mythologie. Während Odysseus nach Troja zieht, bittet er den Freund Mentor, seinem Sohn Telemach als väterlicher Freund zur Seite zu stehen. Der Begriff Mentor wurde zu einem Synonym für erfahrene Menschen, die das Wachstum anderer fördern, sie bei der Identitätsbildung begleiten und ihnen dabei helfen, neben den fachlichen Kompetenzen auch die impliziten Spielregeln einer Gemeinschaft zu dekodieren.

Historische Entwicklung Das Mentoring hat als Ausbildung- und Initiationsprozess eine lange Tradition. Über Jahrhunderte ist Mentoring die bevorzugte Methode der Berufsqualifizierung. Weite Verbreitung findet es u. a. im Handwerk. In den 1970er Jahren wird das Mentoring von den Personalabteilungen US-amerikanischer Unternehmen wiederentdeckt. In den 1980er Jahres kommt es über Skandinavien und England nach Deutschland, wo es seit den 1990er Jahren vornehmlich im wirtschaftlichen Bereich verbreitet wird. Seitdem hält es als vielseitiges Instrument der Personalentwicklung verstärkt Einzug in Unternehmen und Organisationen. Heute findet es insbesondere Anwendung in der Führungskräfteentwicklung, der Einarbeitung neuer Mitarbeitenden, der Frauenförderung, der Unterstützung von Studierenden, der Netzwerkförderung sowie der Weitergabe von Erfahrungswissen (Clutterbruck 2017; Peus et al. 2011; Peters 2004). Die Tatsache, dass Mentoring-Programme für bestimmte Zielgruppen aufgelegt werden, ist ein Beleg für die besondere Bedeutung, die diesen Personenkreisen innerhalb der Unternehmen beigemessen wird.

Konzeptionelle Grundlagen und zentrale Merkmale Das Mentoring ist darauf ausgerichtet, einen dreifachen Nutzen zu stiften, für den Mentee, den Mentor und das Unternehmen (Doll 2006). Im Vordergrund steht dabei der *Mentee,* der in seiner persönlichen und beruflichen Entwicklung gefördert werden soll. Für ihn geht es darum, sich selbst besser erkennen und verstehen zu können, gezielter seine Stärken einzusetzen, sich in seinen Rollen und Wirkungen zu reflektieren und auch der eigenen Verantwortung bewusst zu sein. Neben der Entwicklung der eigenen Persönlichkeit geht es darüber hinaus um die Erweiterung seiner Problemlösungsfähigkeiten, verbunden mit der Vertiefung des Verständnisses für das Eingebundensein in größere Zusammenhänge und Netzwerke.

Chancen und Nutzen für den *Mentor* liegen darin, sich selbst, seine Ziele und Handlungen zu reflektieren. Außerdem bietet die Tätigkeit als Mentor eine Gelegenheit etwas von der Unterstützung, die man selbst erfahren durfte, an andere Generationen zurückzugeben. Auf diese Weise werden Zufriedenheit und Wertschätzung zum Ausdruck gebracht. Außerdem kann der Mentor sich in seinen Fähigkeiten von Beratung und Begleitung erproben und weiterentwickeln.

Auch die *Organisation* profitiert von dem Mentoring. Der wichtigste Gewinn liegt in der Unterstützung und Beförderung einer Kulturentwicklung innerhalb des Unternehmens (Hofmann-Lun et al. 1999), die auf Kooperation und Kollaboration, einen hierarchiefreien offenen Austausch, gegenseitige Unterstützung sowie die Schaffung eines Klimas gemeinsamer Verantwortung ausgerichtet ist. Auf diese Weise wird nicht nur das arbeitsplatznahe Lernen und der damit verbundene Wissenstransfer, sondern auch das Commitment gefördert. In dem Maße wie bei Organisationen das Bewusstsein dafür wächst, dass sie einen Nutzen daraus zieht, wird es zunehmend als Instrument der Organisationsentwicklung eingesetzt (Moser 2016).

Die *klassische Form des Mentorings* ist dadurch gekennzeichnet, dass Institutionen, Netzwerke oder Unternehmen ein formelles Mentoring-Programm verantworten, das sich an bestimmten Standards und Spielregeln ausrichtet, das Zusammentreffen von Mentees und Mentoren organisiert und systematisch den Prozess des Mentorings betreut. In der Regel handelt es sich dabei um ein internes Mentoring, dabei wird darauf geachtet, dass der Mentee in keiner direkten abhängigen Arbeitsbeziehung zum Mentor steht. Er sollte deshalb möglichst nicht derselben Linie angehören und zwischen beiden wird ein deutlicher Hierarchieabstand empfohlen. Neben dem klassischen Mentoring gibt es noch weitere Formen:

Beim *Cross-Mentoring* organisieren mehrere Unternehmen einer Region oder einer Branche gemeinsam ein Mentoring-Programm. Mentor und Mentee kommen dabei aus unterschiedlichen Organisationen. Auf diese Weise sind auch kleinere Unternehmen in der Lage, Mentoring-Programme zu realisieren und es kann ein Austausch über unterschiedliche Unternehmenskulturen stattfinden.

Im *Reverse Mentoring* ist der Mentor jünger als der Mentee, jedoch Experte auf einem speziellen Gebiet. Bislang haben insbesondere Konzerne und Großunternehmen entsprechende Programme für den Bereich der Förderung digitaler Kompetenzen aufgelegt. Indem die Lernpyramide auf den Kopf gestellt wird, soll der Wissenstransfer optimiert werden (Bruns und Bruns 2018).

Mit dem *Peer-to-Peer-Mentoring* ist die Form des Mentorings unter Gleichgestellten bzw. Gleichrangigen gemeint. Die statusgleichen Teilnehmer*innen organisieren ihren Prozess eigenverantwortlich. Diese Form findet sich vornehmlich in Schulen und Universitäten.

Betreut ein Mentor mehrere Mentees parallel und überwiegend gemeinsam, so nennt man dies *Gruppen-Mentoring*. Die Mentees unterstützen sich dabei im Sinne der kollegialen Beratung wechselseitig.

Das *Blended-Mentoring* kombiniert das klassische Mentoring mit Online-Elementen. Daneben bilden sich auch reine Formen des E-Mentoring heraus (Osterhagen und Mersch 2016).

Von einem *informellen Mentoring* spricht man dann, wenn sich Mentor und Mentee aus eigenem Antrieb, ohne einen institutionellen Hintergrund, auf ein Mentoring verständigen.

Eine wichtige Bedingung für das Gelingen des Mentoringprozesses ist ein klares *Rollenverständnis* der Beteiligten. Die Rolle des Mentors besteht darin, den Mentee in dem Prozess, eine eigene Lösung für seine Probleme zu finden, zu begleiten. Die Verantwortung für die Lösungen bleibt beim Mentee; die Verantwortung des Mentors ist es dabei, den Prozess zu gestalten.

Die Aufgabe des Mentors ist es, erstens die Architektur des Mentoringprozesses sicherzustellen, d. h. das Kooperationssystem, in dem die Interaktionen des Mentorings stattfinden, aufzubauen und aufrechtzuerhalten, also die hierfür erforderlichen Vereinbarungen zu treffen und kontinuierlich zu überprüfen. Ist dies sichergestellt, so geht es in einem zweiten Schritt um das Design des Mentorings, die Strukturierung der Mentoringgespräche. Hierzu gehört es, den thematischen Rahmen zu setzen, zuzuhören, zu erkunden sowie Feedback zu geben. Um die vielfältigen Rollenanforderungen als Vertrauter, Ratgeber, Helfer, Netzwerker und Sparring Partner zu erfüllen (Graf und Edelkraut 2017), ist es für den Mentor wichtig, auf seine Haltung zu achten, sich zu reflektieren und sein beraterisches Know-how zu entwickeln.

Die Aufgaben des Mentees ist es, selbst Verantwortung für die inhaltliche Gestaltung des Prozesses zu übernehmen und gewonnene Erkenntnisse im eigenen beruflichen Alltag anzuwenden und umzusetzen. In der Regel arbeiten die Tandems ein Jahr zusammen. Die einzelnen Treffen finden in einem Turnus von vier bis sechs Wochen statt.

Der Ablauf eines Mentorings folgt einem *Phasenmodell,* das nach dem Mentus Mentoring-Modell (Graf und Edelkraut 2017) idealtypisch aus den folgenden sechs Stufen besteht:

Es beginnt mit dem *Matching,* in dem Mentee und Mentor das erste Mal aufeinandertreffen. Dieses gilt es gründlich vorzubereiten. Hierzu gehört sowohl der organisatorische Teil als auch die Selbstanalyse von allen Beteiligten hinsichtlich der Ziele und Erwartungen.

In der Phase *Kennenlernen und Vertrag* gilt es die Entscheidung für oder gegen eine Zusammenarbeit zu treffen. Es geht um die Offenlegung der Ziele und Erwartungen und die Definition der Rahmenbedingungen. Kommt ein Kontrakt zustande, so finden sich darin Vereinbarungen zur Organisation des Prozesses, den Inhalten und Zielen, der Vertraulichkeit, Regeln für die Zusammenarbeit sowie Verabredungen für den Umgang mit auftretenden Schwierigkeiten sowie die Bedingungen für eine mögliche Auflösung des Mentoringsverhältnisses.

In der dritten Phase, dem *Ist-Soll-Abgleich,* gilt es die bisherigen Vorbereitungsarbeiten zusammenzuführen, Prioritäten zu setzen und einen Aktionsplan aufzustellen, in dem die verschiedenen Maßnahmen für den weiteren Verlauf des Mentorings festgelegt werden; aus guten Gründen – über die die Beteiligten gemeinsam entscheiden – kann hiervon natürlich abgewichen werden.

In der *Aktionsphase* wird miteinander an der Erreichung der vereinbarten Entwicklungsziele gearbeitet. Entscheidend ist hierbei die Orientierung an einem Lernzyklus, der bspw. aus den folgenden Schritten bestehen kann: Thema einbringen, gemeinsam reflektieren, Vorgehen definieren, im Alltag anwenden, Wirkung analysieren und Verhalten nachjustieren.

Die *Evaluationsphase* soll die Fortschritte erfassen und dokumentieren. Empfehlenswert ist hier eine mitlaufende Evaluation, die auf gemeinsam vorab vereinbarte Instrumente in Form von Fragebögen oder strukturierten Interviews zurückgreift.

In der *Abschlussphase* geht es darum, Bilanz des Mentoringprozesses zu ziehen, diesen zu würdigen und neue Rollen für den künftigen Umgang miteinander zu finden.

Auf die Skizzierung der strategischen und operativen Entwicklung eines kompletten Mentoring-Programms aus der Sicht eines Unternehmens und der dabei zu berücksichtigen Punkte wird an dieser Stelle aus Platzgründen verzichtet; Hinweise hierzu finden sich bei Graf und Edelkraut (2017, S. 83 ff.).

Die Grenzen des Mentoring gegenüber dem Coaching sind zum Teil fließend. Hinsichtlich der behandelten Themen und der Prinzipien von Freiwilligkeit und Vertraulichkeit gibt es keine Unterschiede. Coaches verfügen aufgrund ihrer spezifischen Ausbildung als professionelle Begleiter in der Regel über eine größere fachliche Expertise mit einem spezifischen Methodenrepertoire im Hinterfragen von Wechselwirkungen, Zusammenhängen und Beziehungsdynamiken (Schmid und Haasen 2011). Mentoren erweitern ihre Beratungskompetenzen häufig erst durch im Rahmen von Mentoring-Programmen angebotenen Seminaren. Im Unterschied zu Coaches erhalten Mentoren kein Honorar und betreuen gewöhnlich nur ein bis zwei Mentees. Außerdem bringt sich ein Mentor mit seinen persönlichen Erfahrungen ein und hat gegenüber einem externen Coach stärker die Interessen des Unternehmens bzw. der Organisation im Blick. Der Coach hält sich aus den Inhalten des Coachees heraus; eine Feldkompetenz ist bei ihm keine Voraussetzung (Denk 2002). Während ein Coaching häufig anlassbezogen stattfindet, sind Mentorings in ein umfassendes Personalentwicklungskonzept eingebettet.

Wirkungen Zwar gibt es zahlreiche interne Evaluationsberichte zu Mentoring-Programmen, wissenschaftliche Studien zu den Wirkungen des Mentorings sind dagegen eher selten. In der Studie von Edelkraut und Graf (2011) wird die Wirksamkeit des Mentorings zunächst mit der Erreichung der selbst definierten Ziele verknüpft. In 79 % der Fälle sehen die befragten Mentoren diese erreicht. Nach den Veränderungen bei den Mentees befragt, nennen die Mentoren folgende Punkte: gesteigertes Selbstbewusstsein, bessere Selbstreflektion, Vertrauenszuwachs und verbessertes Arbeitsverhalten. Bezogen auf die Effekte für die Organisation sehen höhere Führungskräfte positive Wirkungen in Bezug auf die Etablierung einer Anerkennungs- und Wertschätzungskultur in ihren Organisationen. Hinsichtlich ihrer eigenen Person geben die Mentoren an, ihr Führungsverhalten hin zu einem partizipativeren Führungsstil entwickelt zu haben. Auch die Untersuchung von Honemeyer (2012) konstatiert eine insgesamt große Zufriedenheit mit dem Mentoring als Methode und den erzielten Ergebnissen bei allen an Mentoring-Programmen beteiligten Personen.

In einem Forschungsprojekt zum Mentoring an der Ludwig-Maximilians-Universität München werden drei für den Erfolg von Mentoringbeziehungen besonders wichtige Faktoren identifiziert: erstens die von Mentee und Mentor durch gegenseitige Wertschätzung wahrgenommene Qualität der Beziehung, zweitens das Engagement des Mentees, festgemacht an einer guten Vor- und Nachbereitung sowie drittens die Ressourcen des Mentors hinsichtlich Erfahrungen, Kompetenzen und Vernetzungen (Pflaum 2016).

Die wissenschaftliche Auswertung von Mentoring-Programmen ist vielfach noch ein Desiderat. Eine Arbeitsgruppe des Verbandes Forum Mentoring, in dem mehr als 120 Mentoring-Programme zur Frauenförderung in der Wissen-schaft organisiert sind, hat Kriterien, Mindeststandards und Messmethoden zur Beurteilung von Mentoring-Programmen erarbeitet (Forum Mentoring 2010). Darüber hinaus hat die Deutsche Gesellschaft für Mentoring (2014) auf der Grundlage von Evaluationserfahrungen ein Zertifizierungsverfahren zur Siche-rung der Qualität von Mentoring-Programmen entwickelt. Diese Qualitäts-standards werden in drei Bereiche unterteilt: 1) die individuelle Förderbeziehung, 2) den Programmrahmen und 3) die institutionellen Voraussetzungen der teil-nehmenden Organisationen.

Perspektiven Die Potenziale des Mentorings für die Mitarbeitenden, die Führungskräfte wie auch die Gesellschaft insgesamt sind noch nicht aus-geschöpft. Gerade in einer digitalisierten Arbeitswelt benötigen Menschen authentische Beispiele, aus denen sie für ihr eigenes Leben lernen können. Durch Mentoring kann es gelingen, eine generationsübergreifende Solidarität bei zunehmend diversifizierten Lebenslagen zu entwickeln. Ein verändertes Verständ-nis von Personalentwicklung, das mit seinen traditionellen Seminarangeboten an seine Grenzen stößt, kann mit einem Mentoringangebot dazu beitragen, das Lernverhalten der Mitarbeitenden nachhaltig verändern. Auch für die Führungs-kräfteentwicklung im oberen Management bietet es aufgrund der als Mentor gesammelten Erfahrungen hervorragende Chancen.

Einführungsliteratur Schmid, B. & Haasen, N. (2011). Einführung in das syste-mische Mentoring. Heidelberg: Carl-Auer-Systeme Verlag.

Zukunftsperspektiven: auf dem Weg zu einer innovativen Reflexionskultur

4

Angesichts der Komplexitätszunahme bei gleichzeitiger Beschleunigung von Veränderungsprozessen benötigen Organisationen für die Arbeit auf individueller, Team- und Führungsebene real und metaphorisch neue Räume für neues Denken. Hierzu gehören Räume für Ruhe und Rückzug, für Konzentration, die Ideengenerierung und vor allem für Reflexion.

Damit es jedoch nicht zu einer Flut ausufernder und unkoordinierter Sitzungen kommt, ist mittelfristig die Abstimmung der in einer Organisation zum Einsatz kommenden Reflexionsformate im Sinne eines entsprechenden, in seinen Elementen aufeinander bezogenen *Reflexionssystems* erforderlich. Dieses gilt es ausgehend von den konkreten Reflexionsbedarfen auf individueller, Team-, Führungs- und den verschiedenen Organisationsebenen im Rahmen eines entsprechenden Organisations- und Personalentwicklungskonzeptes zu entwerfen.

Hierfür liefert das Transflexing® ein erstes Rahmenkonzept (Kühl et al. 2018). Mit der Wortschöpfung *Transflexing*® wird der Zusammenhang von Reflexion und Transformation zum Ausdruck gebracht. Es sieht eine von Mitarbeitenden und Führungskräften kooperativ erfolgende Ausgestaltung eines Reflexionsraumes vor, der die Beratungsformate des Coachings, der Supervision, Mediation, Organisationsentwicklung, Intervision und des Mentorings integriert. Das Transflexing® realisiert sich in einer dialogischen Beziehung und fokussiert auf eine Passung zwischen Person und Organisation im Prozess der kontinuierlichen professionellen Selbstreflexion und Selbsterneuerung auf den Ebenen von Individuum, Team und Organisation.

© Springer Fachmedien Wiesbaden GmbH, ein Teil von Springer Nature 2019
W. Kühl und E. Schäfer, *Coaching und Co.,* essentials,
https://doi.org/10.1007/978-3-658-25849-8_4

Mit der Metapher eines verglasten und mit zuziehbaren Vorhängen versehenen Separees wollen wir zum Ausdruck bringen, dass im Arbeitsleben zunehmend Räume für methodisch gestaltete Reflexions- und Transformationsprozesse zur Verfügung gestellt werden sollten. Diese vom Arbeitsplatz der Fach- und Führungskraft abgegrenzten, jedoch in ihren organisationsbezogenen Dimensionen transparenten und hinsichtlich persönlicher Anteile vertraulichen Reflexionsräume können durch Führungskräfte, Mitarbeitende sowie externe bzw. interne Beratungsprofis ausgestaltet und flexibel genutzt werden. Sie sind einerseits von informellen (Flur-) Gesprächen und andererseits von den bisherigen Meeting- bzw. Dienstbesprechungskulturen abzugrenzen.

Im Handlungsdruck berufspraktischer Situationen eröffnet das Transflexing® temporär Auszeiten für das Einbeziehen weiterer Blickwinkel, um sich selbst als Fach- oder Führungskraft, als Team oder organisationales (Sub-)System ‚über die Schulter zu schauen‘, Kund*innen- und Klient*innen-Perspektiven zu berücksichtigen sowie Aspekte aus der Umwelt der Organisation zu betrachten. Gleichzeitig lassen sich daraus innovative Professionalisierungsimpulse für die Fach- und die Führungskräfte gewinnen.

Angesichts der hohen Integritätsansprüche bedürfen die Beratungsformate einer *ethischen Fundierung*, die allerdings bislang hinsichtlich der einzelnen Formate unterschiedlich ausgeprägt ist. Ethik ist etwa in der Supervision stärker verankert als im Coaching. Die Professional Community der Supervision hat schon früh damit begonnen, die ethische Rechtfertigung ihres Handelns zum Thema zu machen (Schreyögg 1990). So nimmt etwa die Berufsordnung der Deutschen Gesellschaft für Supervision auf die Grundgedanken des Schutzes der Menschenwürde, der Aufklärung und Emanzipation Bezug (Berufsordnung DGSv 1997). Hinsichtlich des Coachings sind gerade in jüngster Zeit erhebliche Anstrengungen unternommen worden, die in den entsprechenden Ethikrichtlinien der einzelnen Verbände, aber insbesondere des Coaching Roundtable, zum Ausdruck kommen und die es nun entsprechend in der Ausbildung und Tätigkeit von Coaches zu verankern gilt (https://www.coachfederation.de/fileadmin/newsletter/Ethik/RTC-Ethik-2018-03-19-Compliance-Richtlinie.pdf).

Einen „deutlichen Mangel an Beratungsforschung" konstatiert Möller (2009, S. 11) im Hinblick auf die berufsbezogenen Beratungsformate. Diese haben sich bislang in einer Eigendynamik, weitgehend unabhängig von theoretischer Fundierung und empirischer Forschung aus der Interaktion zwischen Beratungsbedarfen der Arbeitswelt und der methodischen Entwicklung adäquater Beratungsangebote konstituiert. Dementsprechend wurden entsprechende Weiterbildungen konzipiert und durchgeführt. In der jüngeren Vergangenheit sind

berufsbezogene Beratungsformate (etwa Supervision, Coaching, Organisationsberatung) zunehmend akademisiert worden und haben in entsprechende Masterstudiengänge Eingang gefunden. Insofern erfolgt die wissenschaftliche Befassung
durch Qualifizierungsarbeiten und studiengangsintegrierte Forschungsprojekte
mittlerweile vermehrt. Entsprechende Anstrengungen sollten hinsichtlich sämt-
licher Beratungsformate intensiviert werden, um zum einen deren Wirksamkeit zu
evaluieren, und zum anderen Gelingensfaktoren und -bedingungen der Beratung
genauer zu erfassen und hinsichtlich der Beratungsaus- und -weiterbildung
nutzbar zu machen.

Anregungen zum Start eines Beratungsprozesses

5

Für das Erlernen von Intervision und Mentoring sind entsprechende Workshops und flankierend die Option supervisorischer Begleitung förderlich (Tietze 2015, Graf und Edelkraut 2017).

Hinsichtlich der Suche nach qualifizierten Berater*innen bieten Datenbanken im Internet bzw. der Coaching-, Supervisions- und Mediationsverbände einen ersten Zugang.

Hinweise zum Coaching gibt bspw. die Stiftung Warentest. In ihrem Weiterbildungsguide findet sich die Rubrik „Beratung und Coaching" mit Hinweisen u. a. zum Prozessablauf, Datenbanken, Kosten und Tests (https://weiterbildungsguide. test.de/infothek/beratung/coaching) Hinsichtlich der Supervision sei exemplarisch auf die Deutsche Gesellschaft für Supervision und Coaching (www.dgsv.de) und hinsichtlich der Mediation auf den Bundesverband Mediation (www.bmev.de) verwiesen.

Professionelle Berater*innen weisen in der Regel folgende Merkmale auf:

- die Mitgliedschaft in einem Fachverband,
- eine qualifizierte, längere Weiterbildung (mit entsprechend hohen Selbstreflexionsanteilen) nach den Verbandsstandards auf der Grundlage eines Hochschulstudiums,
- regelmäßige Fortbildung zur Qualitätssicherung und
- die Bereitschaft, an andere Beratungsinstanzen zu überweisen (www.dachverband-beratung.de).

© Springer Fachmedien Wiesbaden GmbH, ein Teil von Springer Nature 2019
W. Kühl und E. Schäfer, *Coaching und Co.*, essentials,
https://doi.org/10.1007/978-3-658-25849-8_5

Diese Informationen lassen sich per Internetrecherche bzw. telefonisch einholen. Im Anschluss daran erfolgt in einem *Erstgespräch*

- die Auftragsklärung: Was ist das Beratungsziel? Sitzen dazu die „richtigen" Menschen am Tisch? Ist das Beratungsformat zur Problembearbeitung geeignet?
- die Information über das Beratungskonzept und die vorgesehenen Methoden,
- Absprachen über den Abschluss bzw. eine vorzeitige Beendigung der Beratung,
- die Regelung der Schweigepflicht bzw. des Dreiecks-Kontraktes im Hinblick auf Rückmeldungen an Führungskräfte, etwa nach dem Grundsatz: Vertraulichkeit im Persönlichen, Rückmeldung im Strukturellen sowie
- die Vereinbarung der Kosten und Rahmenbedingungen.

Grundsätzlich gilt die Regel, dass die Verantwortung für die Gestaltung des Beratungsprozesses beim Coach, Supervisor bzw. Mediator liegt, die Ergebnis-Verantwortung für die Problemlösung hingegen bei dem die Beratung nachfragenden Kunden.

Von großer Bedeutung ist neben einer ersten Einschätzung der Fach- und Methodenkompetenz das Zustandekommen einer tragfähigen *Arbeitsbeziehung*. Diese ist nach den Erkenntnissen der Beratungsforschung eine zentrale Gelingensbedingung jeder Beratung. Dabei ist es wichtig, dass hinreichend Vertrauen entsteht, um die zu bearbeitenden Fragestellungen lösungsorientiert angehen zu können.

Was Sie aus diesem *essential* mitnehmen können

- Kenntnisse über die zentralen Merkmale folgender Beratungsformate in der Arbeitswelt:
  - Coaching für die Führungskraft,
  - Coaching durch die Führungskraft,
  - Supervision,
  - Intervision,
  - Mediation und
  - Mentoring.
- Orientierungswissen für die Auswahl qualifizierter Berater*innen
- Anregungen für die Kompetenzentwicklung hinsichtlich individueller und teambezogener Lern- und Beratungskulturen

© Springer Fachmedien Wiesbaden GmbH, ein Teil von Springer Nature 2019   41
W. Kühl und E. Schäfer, *Coaching und Co.*, essentials,
https://doi.org/10.1007/978-3-658-25849-8

Literatur

Arnold, R. (2019). *Nichtwissende Beratung. Von der Intervention zur Übung*. Baltmannsweiler: Schneider Verlag Hohengehren.

Backhausen, W., & Thommen, J.-P. (2006). *Coaching. Durch systemisches Denken zu innovativer Personalentwicklung* (3. Aufl.). Wiesbaden. Gabler.

Badura, B., et al. (2015). *Fehlzeiten-Report 2015*. Berlin: Springer.

Bass, B. M. (2008). *The Bass handbook of leadership. Theory, research & managerial applications*. New York: Free Press.

Bauman, Z. (2003). *Flüchtige Moderne*. Frankfurt a. M.: Suhrkamp.

Beck, U. (1986). *Risikogesellschaft auf dem Weg in eine andere Moderne*. Frankfurt a. M.: Suhrkamp.

Belari, N. (2018). *Supervision und Coaching. Grundlagen, Techniken, Perspektiven* (5. Aufl.). München: Beck.

Belardi, N. (1992). *Supervision. Von der Praxisberatung zur Organisationsentwicklung*. Paderborn: Jungfermann.

Benien, K. (2018). Das Coaching-Gespann. *Praxis Kommunikation, 5,* 12–15.

Besemer, C. (2016). *Mediation – Die Kunst der Vermittlung in Konflikten* (4. Aufl.). Karlsruhe: Gewaltfrei Leben Lernen.

Böning, U. (1994). Ist Coaching eine Modeerscheinung? In L. Hofmann & E. Regnet (Hrsg.), *Innovative Weiterbildungskonzepte* (S. 171–185). Göttingen: Verlag für Angewandte Psychologie.

Böning, U. (2015). Forschungsstudien. In U. Böning & C. Kegel (Hrsg.), *Ergebnisse der Coaching-Forschung. Aktuelle Studien ausgewertet für die Coaching-Praxis* (S. 29–100). Berlin: Springer.

Brandt, S., Lampert, A., Lange-Knopsmeier, K., Letsch, H., Lorenz, C., Stolzke, J., & Wolfram, S. (2019). Wirkfaktoren im Coaching durch die Führungskraft. Analysen aus der Sicht der Mitarbeiter*innen. *Sozialmanagement, 17*(1) (im Druck).

Bruns, W., & Bruns, P. (2018). *Reverse-Mentoring: Impuls-Mentoring mit Digital Natives für mehr Innovation*. Baden-Baden: Nomos.

Clutterbruck, D. (2017). 30 years of modern mentoring. In N. Graf & F. Edelkraut (Hrsg.), *Mentoring. Das Praxisbuch für Personalverantwortliche und Unternehmer* (2. Aufl., S. 309–311). Wiesbaden: Springer Gabler.

© Springer Fachmedien Wiesbaden GmbH, ein Teil von Springer Nature 2019
W. Kühl und E. Schäfer, *Coaching und Co.*, essentials,
https://doi.org/10.1007/978-3-658-25849-8

Deci, E. L., & Ryan, R. M. (1993). Die Selbstbestimmungstheorie der Motivation und ihre Bedeutung für die Pädagogik. *Zeitschrift für Pädagogik, 39*(2), 224–238.

Denk, E. (2002). Mentoring – Begleitung mit Herz und Verstand. *Lernende Organisation, 8*, 36–38.

Deutsche Gesellschaft für Mentoring. (2014). Kriterien der Zertifizierung von Mentoring-Programmen. https://www.dg-mentoring.de/index.php/zertifizierung. Zugeriffen: 21. März 2019.

Deutsche Gesellschaft für Supervision – DGSv- e. V. (Hrsg.). (2008). Der Nutzen von Supervision. Verzeichnis von Evaluationen und wissenschaftlichen Arbeiten. Köln. http://d-nb.info/1006968954/34. Zugegriffen: 21. März 2019.

Deutscher Bundesverband Coaching. (2004). Definition coaching. http://www.dbvc.de/der-verband/ueber-uns/definition-coaching.html. Zugegriffen: 15. Jan. 2019.

Deutscher Bundesverband Coaching e. V. (2017). *Positionspapier des DBVC zum Thema „Organisationsbezüge im Coaching".* Frankfurt a. M.: DBVC.

Deutscher Bundesverband Coaching, & Philipps Universität Marburg. (2017). *Coaching-markt-analyse.* Osnabrück: DBVC.

Dick, M., Marotzki, W., & Mieg, H. (Hrsg.). (2016). *Handbuch Professionsentwicklung.* Bad Heilbrunn: Klinkhardt.

Doll, A. (2006). *Mentoring. Ursprünge, Aufgaben und Formen.* Norderstedt: Grin Verlag.

Doppler, K. (2017). *Change. Wie Wandel gelingt.* Frankfurt a. M.: Campus.

Duss-von Werdt, J. (2005). *Homo mediator. Geschichte und Menschenbild der Mediation.* Stuttgart: Klett-Cotta.

Ebbe-Nohlen, A. (2009). *Einführung in die systemische Supervision.* Heidelberg: Carl-Auer.

Eberl, A. M. (2018). *Allheilmittel Supervision? Der Umgang mit Risikofaktoren und institutionellen Fehlern in der Teamsupervision.* Weinheim: Beltz.

Edelkraut, F., & Graf, N. (2011). *Der Mentor – Rolle, Erwartungen, Realität.* Lengerich: Pabst Science Publishers.

Ehmer, S., Regele, D., Regele, W., & Schober-Ehmer, H. (2016). *Überleben in der Gleichzeitigkeit. Leadership in der „Organisation N.N.".* Heidelberg: Carl-Auer.

Erpenbeck, M. (2017). *Wirksam werden im Kontakt. Die systemische Haltung im Coaching.* Heidelberg: Carl-Auer.

Erpenbeck, J., & Sauter, W. (2016). *Stoppt die Kompetenzkatastrophe! Wege in eine neue Bildungswelt.* Berlin: Springer.

Europäische Kommission. (2007). Schlüsselkompetenzen für Lebensbegleitendes Lernen. Ein Europäischer Referenzrahmen. Luxemburg: Amt für amtliche Veröffentlichungen der Europäischen Gemeinschaften. http://www.kompetenzrahmen.de/files/europaeischekommission2007de.pdf. Zugegriffen: 1. Jan. 2019.

Fallner, H., & Grässlin, M. (1990). *Kollegiale Beratung. Einführung in die Systematik partnerschaftlicher Reflexionsverfahren.* Hille: Ursel Busch Fachverlag.

Fellermann J. (Hrsg.): (2011). *Supervision und Coaching auf dem Beratungsmarkt. Eine explorative Studie als Beitrag zur Marktforschung.* Göttingen: Vandenhoeck und Ruprecht.

Forum Mentoring (Hrsg.). (2010). *Qualitätsstandards im Mentoring* (2. Aufl.). Hannover: Forum Mentoring.

Fischer-Epe, M. (2017). *Coaching: Miteinander Ziele erreichen* (6. Aufl.). Reinbek bei Hamburg: Rowohlt.

Franz, H., & Kopp, R. (2003). *Kollegiale Fallberatung. State of the art und organisationale Praxis*. Bergisch-Gladbach: EHP-Verlag.

Gallwey, W. T. (2012). *Tennis – Das Innere Spiel. Durch entspannte Konzentration zur Bestleistung* (5. Aufl.). München: Wilhelm Goldmann (Erstveröffentlichung 1974).

Geißler, H., & Wegener, R. (2015). *Bewertung von Coachingprozessen*. Wiesbaden: Springer.

Geißler, H., Hasenbein, M., Kanatouri, S., & Wegener, R. (2014). E-Coaching – Concept and empirical findings of a virtual coaching programme. *International Journal of Evidence Based Coaching and Mentoring, 12*(2), 165–187.

Gergs, H.-J. (2016). *Die Kunst der kontinuierlichen Selbsterneuerung. Acht Prinzipien für ein neues Change Management*. Weinheim: Beltz.

Glasl, F. (2017). *Konfliktmanagement. Ein Handbuch für Führungskräfte, Beraterinnen und Berater* (11. Aufl.). Bern: Haupt.

Gläßer, U., & Kirchhoff, L. (2017). Die Studienserie „Konfliktmanagement in der deutschen Wirtschaft". Ein facettenreiches Langzeitprojekt handlungsorientierter Wissenschaft. In K. Kriegel-Schmidt (Hrsg.), *Mediation als Wissenschaftszweig* (S. 299–308). Wiesbaden: Springer Fachmedien.

Graf, N., & Edelkraut, F. (2017). *Mentoring. Das Praxisbuch für Personalverantwortliche und Unternehmer* (2. Aufl.). Wiesbaden: Springer Gabler.

Greif, S. (2008). *Coaching und ergebnisorientierte Selbstreflexion*. Göttingen: Hogrefe.

Greif, S. (2011). Die wichtigsten Erkenntnisse aus der Coachingforschung für die Praxis aufbereitet. In. R. Wegener, A. Fritze, & M. Loebbert (Hrsg.), *Coaching entwickeln. Forschung und Praxis im Dialog* (S. 34–43). Wiesbaden: Springer.

Greif, S., Schmidt, F., & Thamm, A. (2012). Warum und wodurch Coaching wirkt. Ein Überblick zum Stand der Theorieentwicklung und Forschung über Wirkfaktoren. *Organisationsberatung Supervision Coaching, 4*, 375–390.

Gröning, K. (2017). Supervision – Von der personenzentrierten Beziehungskunst zum sozialwissenschaftlich begründeten Format. In A. Hamburger & W. Mertens (Hrsg.), *Supervision – Konzepte und Anwendungen* (Bd. 1, S. 58–70)., Supervision in der Praxis – Ein Überblick Stuttgart: Kohlhammer.

Gross, P., & Stephan, M. (2015). Der Coaching-Markt. *Coaching Theorie & Praxis, 1*, 15–24.

Herwig-Lempp, J. (2004). *Ressourcenorientierte Teamarbeit. Systemische Praxis der kollegialen Beratung*. Göttingen: Vandenhoeck & Ruprecht.

Hesselbarth, M., Hübner, M., Kühl, W., Reinhardt, H., Schäfer, E., & Westphal, H. (2019). Empirische Befunde zum Coaching durch die Führungskraft. *Zeitschrift für Sozialmanagement, 1* (im Druck).

Hofmann-Lun, I., Schönfeld, S., & Tschirner, N. (1999). *Mentoring für Frauen. Eine Evaluation verschiedener Mentoring-Programme*. München: Deutsches Jugendinstitut.

Höher, F. (2018). *Menschliche Resilienz in Unternehmen – Dialog als Ressource*. Opladen: Budrich.

Honemeyer, A.-M. (2012). *Mentoring als Instrument in der Personalentwicklung*. Bachelor-Arbeit an der Hochschule Fresenius.

Jacobi, F., Höfler, M., Strehle, J., et al. (2014). Psychische Störungen in der Allgemeinbevölkerung. Studie zur Gesundheit Erwachsener in Deutschland und ihr Zusatzmodul Psychische Gesundheit (DEGS1-MH). *Der Nervenarzt 85*(1), 77–87. https://doi.org/10.1007/s00115-013-3961-y.

Kabat-Zinn, J. (2013). *Gesund durch Meditation*. München: Knaur.

Kaiser, P., Gabler, M., & Norden, I. (2017). Wirkfaktoren für Qualität und Nachhaltigkeit von Mediation. Ergebnisse einer Längsschnittstudie zu gerichtlicher Mediation und allgemeine Implikationen. In K. Kriegel-Schmidt, K. (Hrsg.), *Mediation als Wissenschaftszweig* (S. 331–356). Wiesbaden: Springer Fachmedien.

Käpplinger, B., & Maier-Gutheil, C. (2015). Ansätze und Ergebnisse zur Beratung(sforschung) in der Erwachsenen- und Weiterbildung – Eine Systematisierung. *ZfW*.https://doi.org/10.1007/s40955-015-0034-9.

Knieps, F., & Pfaff, H. (Hrsg.). (2018). *Arbeit und Gesundheit Generation 50+*. BKK Gesundheitsreport. Berlin: Medizinische Wissenschaftliche Verlagsgesellschaft.

Kriegel-Schmidt, K. (Hrsg.). (2017). *Mediation als Wissenschaftszweig*. Wiesbaden: Springer Fachmedien.

Kruse, P., & Greve, A. (2014). *Führungskultur im Wandel*. Berlin: Initiative Neue Qualität der Arbeit.

Kühl, W. (Hrsg.). (1999). *Qualitätsentwicklung durch Supervision*. Münster: Votum Verlag.

Kühl, W., & Schäfer, E. (2019). *Intervision: Grundlagen und Perspektiven*. Wiesbaden: Springer (in Vorbereitung).

Kühl, W., Lampert, A., & Schäfer, E. (2018). *Coaching als Führungskompetenz. Konzeptionelle Überlegungen und Modelle*. Göttingen: Vandenhoeck & Ruprecht.

Kühl, W., Schäfer, E., & Lampert, A. (2019). Coaching durch die Führungskraft als Beratungsformat. *OSC Organisationsberatung, Supervision, Coaching, 26*(1), 93–107.

Künzli, H. (2005). Wirksamkeitsforschung im Führungskräfte-Coaching. *OSC Organisationsberatung, Supervision, Coaching, 3*, 231–244.

Künzli, H. (2009). Wirksamkeitsforschung im Führungskräfte-Coaching. *OSC Organisationsberatung, Supervision, Coaching, 1*, 4–18.

Laloux, F. (2015). *Reinventing Organizations. Ein Leitfaden zur Gestaltung sinnstiftender Formen der Zusammenarbeit*. München: Vahlen.

Laloux, F. (2017). *Reinventing Organizations visuell. Ein illustrierter Leitfaden zur Gestaltung sinnstiftender Formen der Zusammenarbeit*. München: Vahlen.

Lawrence, P. (2017). Managerial coaching – A literature review. *International Journal of Evidence Based Coaching and Mentoring, 15*(2), 43–69.

Linderkamp, R. (2011). *Kollegiale Beratungsformen. Genese, Konzepte und Entwicklung*. Bielefeld: Bertelsmann.

Lippmann, E. (2013). *Intervision. Kollegiales Coaching professionell gestalten* (2. Aufl.). Berlin: Springer.

Lombardo, M. M., & Eichinger, R. W. (1996). *The career architect development planner*. Minneapolis: Lominger.

Loos, W. (1997). *Unter vier Augen. Coaching für Manager*. Landsberg: Moderne Industrie.

Mankus, C. (2015). Internes Coaching: Die Führungskraft als Manager und Coach? A. Dollinger & S. Limpächer (Hrsg.), *Internes Coaching. Praxisberichte, Prozesse, Methoden* (S. 143–169). Weinheim: Beltz.

McCarthy, G., & Milner, J. (2013). Managerial coaching: Challenges, opportunities and training. *Journal of Management Development, 32*(7), 768–779.

Middendorf, J., & Salamon, L. (2017). 15. Coaching-Umfrage: Die Honorare steigen wieder. *Wirtschaft + weiterbildung, 4*, 38–41.

Mittelstraß, J. (1989). *Glanz und Elend der Geisteswissenschaften*. Oldenburger Universitätsreden Nr. 27.

Möller, H. (2009). Quo vadis Beratungswissenschaft? In H. Möller & B. Hausinger (Hrsg.), *Quo vadis – Beratungswissenschaft* (S. 7–18). Wiesbaden: VS Verlag.

Moser, M. (2016). Mobilisierung von Führungskräften und Mitarbeitern in Change Projekten. *ZOE, 2,* 62–68.

Moser, M. (2017). *Hierarchielos führen. Anforderungen an eine moderne Unternehmens- und Mitarbeiterführung.* Wiesbaden: Springer Gabler.

Neumann, A. (2017). Unterstützung aus den eigenen Reihen. *Personalwirtschaft, 8,* 18–20.

Neumann-Wirsig, H. (2016). *Lösungsorientierte Supervisions-Tools.* Bonn: Manager-Seminare-Verlag.

Oestereich, B., & Schröder, C. (2017). *Das geführte Unternehmen. Ideen und Praktiken für die agile Organisation von morgen.* München: Vahlen.

Osterhagen, T., & Mersch, A. (2016). eMentoring an Hochschule Ostwestfalen-Lippe. *die hochschullehre, 2.* www.hochschullehre.org. Zugegriffen: 21.März 2019.

Peters, S. (2004). Mentoring als Instrument für Nachwuchsförderung. In S. Peters, S. Schmicker, & S. Weinert (Hrsg.), *Flankierende Personalentwicklung durch Mentoring* (S. 7–24). München: Hampp.

Peus, C., & Welpe, I. M. (2011). Frauen in Führungspositionen. *ZOE, 2,* 47–55.

Pflaum, S. (2016). *Mentoring beim Übergang vom Studium in den Beruf. Eine empirische Studie zu Erfolgsfaktoren und wahrgenommenen Nutzen.* Wiesbaden: Springer VS.

Pörksen, B. (2016). Die postfaktische Universität. *Die Zeit, 70*(52). https://www.zeit.de/2016/52/wissenschaft-postfaktisch-rationalitaet-ohnmacht-universitaeten. Zugegriffen: 21. März 2019.

Pühl, H., & Obermeyer, K. (2017). *Teamcoaching und Teamsupervision: Praxis der Teamentwicklung.* Göttingen: Vandenhoeck & Ruprecht.

Radatz, S. (2007). *Coaching-Grundlagen für Führungskräfte. Mit Coaching neue Weichen in der Führung stellen.* Wien: Verlag Systemisches Management.

Rappe-Giesecke, K. (1994). *Theorie und Praxis der Gruppen- und Teamsupervision* (2. Aufl.). Berlin: Springer.

Rauen, C. (1999). *Coaching. Innovative Konzepte im Vergleich.* Göttingen: Verlag für Angewandte Psychologie.

Rauen, C. (2014). *Coaching* (3. überarbeitete und erweiterte Aufl.). Göttingen: Hogrefe.

Redlich, A. (Hrsg.). (2009). *Konflikt-Moderation in Gruppen.* Hamburg: Windmühle.

Rosa, H. (2013). *Beschleunigung und Entfremdung.* Berlin: Suhrkamp.

Rückle, H. (1992). *Coaching.* Düsseldorf: Econ.

Sander, C. (2017). Können Elefanten tanzen? *Praxis Kommunikation, 1,* 10–13.

Sauter, W. (2017). Vom vorgesetzten zum Entwicklungspartner der Mitarbeiter. Coaching und Mentoring in Lernprozessen am Arbeitsplatz und im Netz. In N. Graf & F. Edelkraut (Hrsg.), *Mentoring* (2. Aufl., S. 313–328). Wiesbaden: Springer Gabler.

Schäfer, E. (2017). *Lebenslanges Lernen. Erkenntnisse und Mythen über das Lernen im Erwachsenenalter.* Berlin: Springer.

Schaller, P., & Zacher, D. (2017). Wege zur self-managed Organisation. Eine Bestandsaufnahme. *OrganisationsEntwicklung, 2*(36), 82–84.

Scharmer, C. O. (2009). *Theorie U. Von der Zukunft her führen.* Heidelberg: Carl-Auer.

Scharmer, C. O., & Käufer, K. (2014). *Von der Zukunft her führen. Von der Egosystem- zur Ökosystem-Wirtschaft. Theorie U in der Praxis.* Heidelberg: Carl-Auer.

Schein, E. H. (2017). *Humble Consulting – Die Kunst des vorurteillosen Beratens.* Heidelberg: Carl-Auer.

Schibli S., & Supersaxo, K. (2009). *Einführung in die Supervision.* Bern: Haupt.

Schmid, B., & Haasen, N. (2011). *Einführung in das systemische Mentoring.* Heidelberg: Carl-Auer.

Schmid, B., & Messmer, A. (2003). *Die Passung von Person und Organisation.* Wiesloch: Institut für Systemische Beratung.

Schreyögg, A. (1990). Die ethische Dimension in der Supervision. In H. Pühl (Hrsg.), *Handbuch der Supervision* (S. 9–21). Berlin: Edition Marhold.

Schreyögg, A. (2004). *Supervision* (4. Aufl.) Paderborn: Jungfermann.

Schreyögg. A. (2011). *Konfliktcoaching* (2. Aufl.). Frankfurt a. M.: Campus.

Schreyögg, A. (2012). *Coaching. Eine Einführung für Praxis und Ausbildung* (7. überarb. u. erw. Aufl.). Frankfurt a. M.: Campus.

Senge, P. (2011). *Die Fünfte Disziplin. Kunst und Praxis der lernenden Organisation.* Stuttgart: Schäffer-Poeschel.

Sennett, R. (2000). *Der flexible Mensch. Die Kultur des neuen Kapitalismus.* Berlin: Goldmann.

Tietze, K. (2010). *Wirkprozesse und personenbezogene Wirkungen von kollegialer Beratung. Theoretische Entwürfe und empirische Forschung.* Wiesbaden: VS-Verlag.

Tietze, K. (2015). *Kollegiale Beratung. Problemlösungen gemeinsam entwickeln* (7. Aufl.). Reinbek bei Hamburg: Rowohlt.

Trenczek, T. (2017). Außergerichtliches Konfliktmanagement (ADR) und Mediation – Verfahren, Prinzipien und Modelle. In T. Trenczek, D. Berning, C. Lenz, & H. Will (Hrsg.), *Mediation und Konfliktmanagement* (2. Aufl., S. 35–63). Baden-Baden: Nomos.

von Ameln, F. (2018). *Führung und Beratung.* Göttingen: Vandenhoeck & Ruprecht.

von Mutius, B. (2017). *Disruptive Thinking: Das Denken, das der Zukunft gewachsen ist.* Offenbach: Gabal.

von Schlippe, A., & Schweitzer, J. (2007). *Lehrbuch der systemischen Therapie und Beratung* (Bd. 1). Göttingen: Vandenhoeck & Ruprecht.

Webers, T. (2017). Die Führungskraft als Coach. Ein unmöglicher Spagat. *ManagerSeminare, 230,* 19–25.

Whitmore, J. (1992). *Coaching für die Praxis.* München: Heyne.

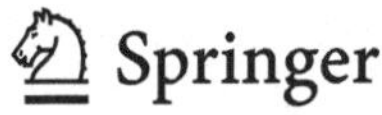

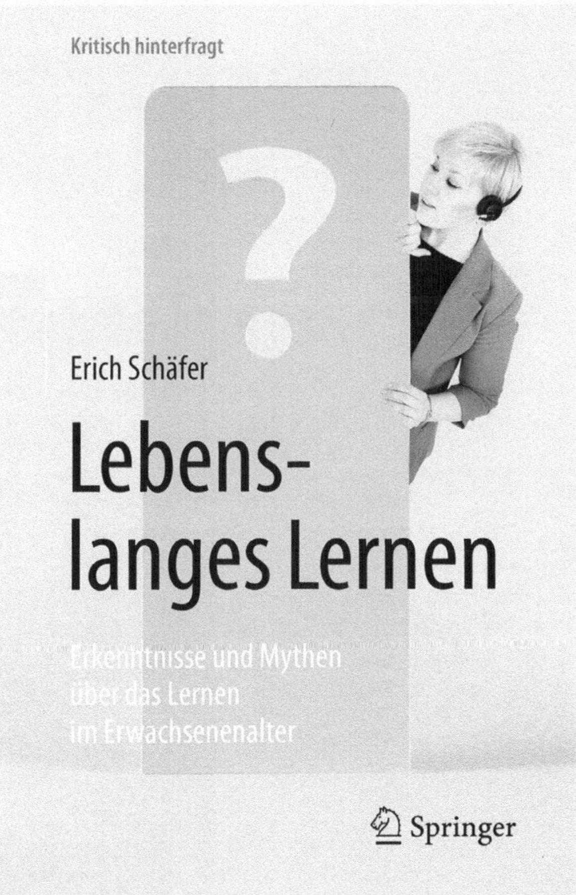

Jetzt im Springer-Shop bestellen:

springer.com/978-3-662-50421-5